公立医院

财政补助的经济社会影响因素研究

四方联动　破解公立医院补助困局

湛志伟　著

中国经济出版社
CHINA ECONOMIC PUBLISHING HOUSE
北京

图书在版编目（CIP）数据

公立医院财政补助的经济社会影响因素研究 / 湛志伟著 .
北京：中国经济出版社，2017.7
ISBN 978-7-5136-4779-3

Ⅰ.①公… Ⅱ.①湛… Ⅲ.①医院—补偿性财政政策—经济—影响因素—研究—中国②医院—补偿性财政政策—社会影响—影响因素—研究—中国
Ⅳ.①R199.2②F812.0

中国版本图书馆 CIP 数据核字（2017）第 173500 号

责任编辑　霍宏涛　贺　静
责任印制　巢新强
封面设计　华子设计

出版发行　中国经济出版社
印 刷 者　北京九州迅驰传媒文化有限公司
经 销 者　各地新华书店
开　　本　880mm×1230mm　1/32
印　　张　6.375
字　　数　127 千字
版　　次　2017 年 7 月第 1 版
印　　次　2017 年 7 月第 1 次
定　　价　49.00 元
广告经营许可证　京西工商广字第 8179 号

中国经济出版社 **网址** www.economyph.com **社址** 北京市西城区百万庄北街 3 号 **邮编** 100037

摘　要

自 2009 年 4 月以来，国家实施了新一轮医药卫生体制改革（以下简称医改），经过 8 年多的努力，医改在完善社区卫生体制改革、提高医疗保障待遇水平等方面取得了阶段性成果。目前全国医改正进入公立医院改革攻坚克难阶段。2015 年，县级公立医院综合改革全面推开，覆盖全国 1977 个县市。2016 年，公立医院综合改革试点城市扩大到 200 个，2017 年 9 月 30 日前，实现全面推开，全部取消药品加成。

根据《中国卫生和计划生育统计年鉴》，2013 年全国公立医院 13396 家，其中国有 12224 家，集体 1172 家。平均每所公立医院总收入 12666. 8 万元，财政补助收入 1006. 3 万元，财政补助占公立医院总收入的 7. 94%。按照主办单位划分，2013 年政府办公立医院 9673 个，其中，卫生计生部门办的 8661 个。平均每所政府办三级公立医院总收入 16355 万元，财政补助收入 1327 万元，财政补助占政府办三级公立医院总收入的 8. 11%。从以上数据可以看出，公立医院财政补助占公立医院总收入的比例偏低。这也成为多年来公立医院财政补助不足的主要依据。从统计趋势来看，公立医院财政补助占医院总收入的比例不会出现大幅变化，保持在一个相对平稳的水平。

如何看待公立医院财政补助？应当怎么补助？本书从理论和实证的角度，较为深入地研究了影响公立医院财政补助的经济社会因素，阐述了经济体制、公立医院机构属性、医疗服务性质、补偿机制、管理体制、医疗服务行业因素，以及公立医院运行机制对公立医院财政补助的影响。在此基础上，介绍了破解公立医院财政补助困局的大量案例，包括引入商保专业管理，提高医保待遇水平；引入社会资本提供基本医疗服务；改革医院管理体制机制；实施医院扁平化管理等综合改革措施。得出的研究结论是：完善公立医院财政补助政策，不是简单地增加财政投入，而是要深层次地考虑财政补助经济社会影响因素，立足于推进公立医院综合改革，通过管理体制和机制创新提升公立医院运行效率和服务水平，财政花钱买机制、建机制。提出的政策建议：一是推进公立医院综合改革。二是建立价格、医保、财政、医院四方联动补助机制。三是加大财政卫生投入力度，完善财政卫生投入倾斜政策。四是创新公立医院财政补助方式。五是建立有效的预算管理和监管机制。六是完善公立医院财政补助机制与其他改革相衔接。

目　录

1 导　言

自2009年4月以来，国家实施了新的一轮医药卫生体制改革，经过8年多的努力，医改在完善社区卫生体制改革、提高医疗保障待遇水平等方面取得了阶段性成果。目前，全国医改已经进入公立医院改革攻坚克难阶段。由于全国公立医院数量多、类型复杂、地方财力不均衡，各级政府对公立医院的保障政策也存在很大差异。2010年中央政府出台了《关于公立医院改革试点的指导意见》，2014年卫生计生委等五部委出台了《县级公立医院综合改革的意见》，扩大了县级公立医院综合改革试点。2015年国务院办公厅先后印发了《关于全面推开县级公立医院综合改革的实施意见》《关于城市公立医院改革试点的指导意见》和《全国医疗卫生服务体系规划》，推进分级诊疗制度建设，完善药品集中采购，推进医疗服务价格改革，控制医疗费用不合理增长。

2016年8月，党中央、国务院召开21世纪以来第一次全国卫生健康大会，在全面总结我国卫生与健康事业取得辉煌成绩经验的基础上，确定了新形势下党的卫生健康工作方针，吹响了健康中国的冲锋号，绘制了路线图。党中央、国务院对公立医院改革提出了原则性的要求和目标，同时鼓励地方探索。专家学者、社会各界纷纷对公立医院改革进行研究，建言献策，尤其是公立医院财政补助机制研究，成为公立医院改革讨论的重点问题。如何看待公立医院财政补助、如何完善公立医院财政补助政策，成为亟待解决的现实问题。因此，本书将公立医院财政补助研究作为研究课题，进行系统全面深入的分析，提炼出公立医院财政补助规律性的政策思路与举措，为制定公立医院改革政策提供参考。

1.1 研究的宏观背景

1.1.1 医改进入公立医院改革攻坚战

医改，即医药卫生体制改革，涉及千家万户、男女老少，引起了广泛关注，是一项民生工程。医改，包括基本医疗保险制度、公共卫生、基本药物制度和公立医院改革 4 个方面的主要任务。从承载主体来看，公立医院改革综合了前 3 个方面的改革，是医改的核心环节。目前，公立医院是提供医疗服务的主体，医务人员是医改的主力军。公立医院是联系医保、患者、政府、医院、医生等不同主体的平台和载体。公立医院改革就是要促进解决看病难、看病贵的问题，是决定医改能否成功的关键。公立医院改革在一定程度上是指改变政府与医院的管理关系。对公立医院改革，很多人寄希望于增加财政投入，认为增加了政府投入医院才能改。其实，问题没有这么简单，公立医院改革不能简单地等同于增加政府投入。完善公立医院财政补助政策也不是一个简单的技术问题，而是一个综合改革的问题。公立医院改革除了要降低药费、大型设备检查费，提供便捷优质的服务外，还包括改革医院人、财、物管理权，进而导致财政关系的改变；同时，财政关系的改变必然会引起医院内部人、财、物配置关系的改变。公立医院改革和财政投入改革是相辅相成的。改革公立医院财政补助政策是公立医院改革的重中之重，它改变的是政府与公立医院之间的财务关系，这一关系的改变能起到牵一发而动全身的作用。因此，抓住公立医院财政补助政策改革，在一定程度上就是抓住了公立医院改革的“牛鼻子”。

1.1.2 全球金融危机给研究社会政策提出了现实需求

促进经济发展是宏观经济政策的主要目标，包括实现经济增长、增加社会就业、提高居民收入和生活水平。消费、投资和净出口是拉动经济增长的“三驾马车”。我国是一个人口大国，长期以来，国内消费增长对实现经济增长起到了非常重要的作用。同时，投资主要靠政府资金拉动，出口也在逐年扩大，但是受世界经济影响显著。2008 年美国出现次贷危机，2012 年希腊出现债务危机，这些地区性的金融危机对世界经济产生了很大的影响。世界经济低迷在这几年都没有得到根本好转，对我国出口产生了持续影响。政府投资短期内对稳定经济增长发挥了积极的作用，但从长期来看，财政支出压力大，政府投资不能持续，投资的增长还需要社会资本的跟进。所以，在全球金融危机的环境下，确保经济增长需要依靠国内消费拉动和完善产业政策，引入社会资本，培育新的增长点。目前，影响国内消费不足的主要原因是，多年来忽视了社会领域的建设，社会保障水平不高，居民风险意识强，有钱也不敢花。对社会投资和对人的投资不足，在很大程度上造成了发展的可持续性不足。从这个意义上来看，长期以来社会建设不足是目前国内经济困境重要的深层次原因。因此，要积极研究社会政策，促进社会就业、社会保障、收入分配和教育卫生制度改革，通过财政补助和社会政策完善，改变居民对未来的预期，增强消费信心，消除后顾之忧，从而确保经济稳定增长。

1.1.3 实施新医改为完善公立医院财政补偿机制提供了良好的政策环境和契机

我国医改始于20世纪80年代初，随着经济体制改革而逐渐推进。改革之初，我国医疗卫生行业的情况是缺医少药，当时面临的问题是，如何提供更多的卫生资源，解决老百姓看病难、住院难、手术难的问题。经济基础薄弱，政府投入有限，所以政府出台政策，鼓励医院以合作办医、贷款经营等多种方式筹集发展资金，改善办院条件，以促进医院更快发展。经过30多年的医疗改革，医院得到了长足的发展，经营规模扩大了，医院床位增加了，医疗资源匮乏的局面得到了有效缓解，“看病难”的问题得到了一定程度的解决。

同时，随着医院的发展、先进设备的引进、新技术的应用、医院经营理念的转变，医疗成本逐渐增加，医疗保险没有及时建立健全，导致医院“看病贵”的问题逐渐出现。同时，新的“看病难”问题也随之出现。新的“看病难”，不再是原来的由于医疗资源缺乏导致看不上病的困难，而是医疗优质资源不足、知名医生少，想看知名专家的病人多而产生新的“看病难”。这种因优质医疗资源供不应求导致的“看病难”与以前医疗资源总量不足导致的“看病难”在内涵上有很大的不同。

尽管医改伴随改革的全过程，但引起社会广为关注的是国有企业改革、事业单位改革。2003 年中国遭遇“非典”疫情，公共卫生事业引起了社会的广泛关注，医改也逐渐成为社会热点。2005 年年初，某国家级研究机构得出了 20 世纪 80 年代以来“中国医疗卫生体制改革基本不成功”的结论，引起媒体的广泛引用和转载，“一石激起千层浪”。2006 年 9 月，国家成立医改协调小组，全面启动了新医改方案的制订工作。2007 年春节前，医改协调小组委托一些国内外机构进行新医改方案的设计。

在这些机构所提供的医改方案中，有的主张医院要回归公益性，政府要加大对医疗机构的投入。有的主张医院要积极进行市场化。有的主张医院在公益性和市场化两方面要兼顾：一方面，通过维护医院的公益性来为老百姓提供基本医疗保障，解决就医的公平性问题；另一方面，通过市场化，充分发挥医疗资源的效率。围绕医院的公益性和市场化，长时间以来社会上存在着争议。就财政补助而言，也存在不同的观点，有的主张财政补需方，有的主张财政补供方，还有的主张双方兼顾。这些观点，各抒己见，但医改是实践活动，所出台的医改政策难以兼顾各方的利益，免不了“按下葫芦起了瓢”，医改的复杂性可见一斑。

本书认为，医改涉及每一个人、每一个家庭，人人关心、家家关注，是一项关系国计民生的重大改革。我国人口众多，经济发展不均衡，医疗资源有限，而在社会老龄化背景下，医疗供给将会面临更大的压力。自新医改实施以来，我国医改取得了阶段性成果，但我国医疗服务的体制机制仍制约着医药卫生事业的发展，例如卫生行政部门主管主办问题抑制了社会办医的发展，例如，卫生监督不到位，重发展、轻管理，重资金、轻效益，重增量、轻存量，等等。当前，“看病难，看病贵”的问题没有得到根本解决，人民群众的医改成效获得感有待增强，医改工作已进入公立医院改革攻坚克难阶段，体制机制改革迫在眉睫。公立医院一直是我国医疗机构的主体，发挥着提供医疗服务的主力军作用。公立医院改革涉及多个领域，不仅要聚焦提供便捷、优质的医疗服务，而且要创新完善医院管理体制机制，如政府要加大投入，建立长效的投入增长机制，调整收入分配结构，促进社会和谐；建立现代医院管理制度，推进医院内部管理和人事、收入分配等改革；建立规范的药品招标采购制度，发挥市场配置资源作用，促进医药领域优化重组和结构调整；探索公立医院管办分开、政事分开，促进政府职能进一步转变。

在公立医院改革的各项任务中，增加财政投入是基础、保障。但转变财政投入方式，建立与相关改革相对接的投入机制也是决定改革成败的关键因素。因此，本书把完善公立医院补偿机制、协调各方利益、综合推进公立医院改革作为探索的方向，通过研究财政补助机制的经济社会影响因素，进一步阐述医院、医护人员、药企、患者、药品供应链、医疗保险等相关利益群体与财政补助的相互关系，在医保、医院、财政和物价四方联动的基础上探索完善财政补助机制的途径，提出合理调整医疗服务价格，改革医保支付方式，改变公立医院过度依赖药品销售收入维持运转的局面，引导公立医院提高工作效率和服务质量，降低内部运营成本，减少目前医疗资源失衡的不公平现象，逐步解决百姓就医问题，最终实现“病有所医”的目标。

1.2 研究的理论与现实意义

关于公立医院财政补助，理论界长期以来就存在争议，而且直到现在也没有形成共识。总体上看，主要存在两种相互对立的观点：一种观点认为，公立医院财政投入不足，需要政府加大投入，改善医院医疗设施设备和人才培养条件，以此缓解“看病难、看病贵”的问题；另一种观点认为，政府要改变对公立医院直接投入的方式，转向补助需方，即补助医疗保险。所有医院通过提供医疗服务获得医疗保险补助，改变长期以来社会办医不能与公立医院享受同等财政补助政策的局面，这样有利于提高财政资金使用效益，体现政府对基本医疗服务补助的公平性。这两种观点主要立足于经济学的角度来分析问题，本书尝试引入新的分析思路，即综合分析公立医院财政补助的经济社会影响因素，提供一个更全面的分析框架，为完善当前公立医院财政补助政策提供更广阔的视野。本书认为，如果就财政论财政，财政工作容易陷入被动，“头疼医头，脚疼医脚”，对公立医院财政补助也容易形成片面认识。当前社会上存在一种观点，把公立医院经营不善的原因归结为财政投入不足，而财政部门有时是“哑巴吃黄连，有苦说不出”。从一些省份的实践来看，经济欠发达地区的医院往往注重改进医院内部管理，注重控制运营成本，医疗服务质量反倒比一些经济发达地区的医院口碑好。因此，目前公立医院改革发展的重点不是增加财政投入，更重要的是需要推进公立医院管理创新，财政补助政策要建立在全面推进公立医院综合改革的基础上，通过管理体制机制创新，提高公立医院的运行效率和服务水平。

1.3 研究方法和结构安排

1.3.1 本书的研究方法

一是宏观层面的理论分析。通过查阅专业杂志期刊、论文集以及网上检索相关文献资料等，收集国内外对公立医院财政补助机制的理论研究，从经济社会影响因素分析的视角分析现阶段我国公立医院各利益主体对财政补助的影响，为完善我国公立医院财政补助机制提供参考依据和研究基础。财政制度是社会制度的一部分，财政政策的制定也会受当时经济社会环境的影响，社会文化会通过作用于那些负责制定财政政策的组织或者个人，从而对财政政策产生影响。目前，人们越来越重视从一国的文化环境角度去分析当时的社会经济政策，透过经济现象去挖掘其背后的社会文化根源。所以，本书并不局限于经济学的视角，而是从经济社会影响因素分析的视角分析公立医院财政补助机制的演变和发展过程。

二是微观层面的案例和实证分析。笔者长期关注公立医院，通过社会调查收集了大量的公立医院改革发展相关数据和典型案例，这些材料充分反映了公立医院财政补助的状况和存在的问题，通过比较和借鉴，本书提出了完善公立医院财政补助的相关政策，为提供现实依据，引入了鲜活的案例。具体如下：A 市医疗保险改革的案例说明，引入商业医疗保险专业管理，既能提高医保待遇水平，又能减少政府支出；F 市医院改革案例说明，一个好的医院管理体制机制能实现社会效益与经济效益双赢；B 市民营医疗机构蓬勃发展的案例说明，引入社会资本提供基本医疗卫生服务是发展医疗卫生事业的新思路；美国德州医疗中心建设模式表明，政府对社会办医给予政策引导比资金支持更有力；G 市某医院改革发展的案例说明，扁平化治理结构节省了医院管理和运行成本；D 医院职工收入调查情况表明，医院职工对改革后收入的提高有较高的预期，所以如何提高医务人员的收入水平应当成为医改的重要内容；K 医院改革的案例说明，医院要积极推进综合改革，建立现代医院管理制度；E 省国有企业医院改革给公立医院改革积累了经验；H 县、C 区、J 区公立医院的运营剖析反映了公立医院存在的问题，为深化公立医院改革指明了方向。这些案例，有的从公立医院本身，有的从社会办医，还有的从国外发展经验等不同角度，为深化当前公立医院改革提供了启示。

1.3.2 本书的结构安排

第一，笔者在导言部分阐述了选择研究主题的背景和主要原因。第二，对公立医院财政补助相关研究进行概述。第三，对公立医院财政补助涉及的基本概念和理论分析框架进行了阐述。第四，系统分析了公立医院财政补助的经济社会影响因素。第五，针对破解公立医院财政补助困局，提供了大量的现实案例分析。第六，对现行公立医院治理及财政补助政策进行简要分析，提出了完善公立医院财政补助政策的建议。第七，在本书的结语部分，提出了下一步值得研究的方向：走向财政社会学。

1.4 研究的创新之处及下一步值得深入研究的问题

通过文献梳理发现，目前从经济社会影响因素分析的视角对公立医院财政补助政策进行的研究比较少。大量的文献主要是从公立医院财政补助方式、公立医院收入和支出的角度，比较公立医院财政补助占总收入的比例，从而得出公立医院财政投入不足的结论。本书试图改变长期以来单纯从经济学的角度来分析公立医院财政补助的方法，引入新的分析视角，将公立医院财政补助放在与公立医院属性、社会经济体制、医患关系、医务人员待遇保障水平等多因素作用的一个整体框架内来分析，突出了社会制度因素对公立医院公益性的影响，拓宽了分析公立医院财政补助的视野，更合理地解释了对公立医院的财政补助，提高了政策研究水平。同时，本书收集和整理了大量的公立医院补助案例，剖析了公立医院补助的多种形式，帮助读者加深对公立医院运营情况的了解，拓宽分析视野。从制度层面，阐述公立医院的公益性质，探索公益性基础上的公立医院补助，尤其是财政补助方式，是本书的核心与落脚点。

下一步的研究方向：走向财政社会学。医院提供医疗卫生服务是社会保障的重要内容，本书揭示了财政的社会功能，是对多年来我国实践界和学术界主要专注于财政经济功能分析的突破和创新，是认识论和方法论上的进步。公立医院财政补助是财政和社会保障相互关系的重要载体，是展示财政社会功能的重要途径和窗口。公立医院财政补助的后续研究，应当进一步挖掘财政的社会学意义。建立财政社会学的基本框架，包括研究对象、研究内容、研究方法等，为搭建财政学和社会学之间的研究桥梁而努力。财政社会学的研究对象是财政与社会现象的相互关系，既探索隐藏在财政行为背后的社会文化根源，又分析社会文化现象背后的财政因素，既研究经济政策发展引起的社会后果，也研究影响经济发展的各种社会因素。尽管后续研究会面临挑战和艰辛，但值得努力去尝试。

2 公立医院财政补助研究概述

通过梳理相关文献发现，公立医院财政补助相关研究主要体现在以下几个方面。

2.1 财政与社会的关系

2.1.1 财政的社会分析视角

财政制度运行于特定的社会环境之中，社会文化制度会通过财政行为主体对财政运行产生重要的乃至决定性影响。自德国宗教社会学家马克思·韦伯提出“韦伯命题”以来，人们越来越重视一国社会文化环境在经济发展中的地位与作用，透过经济现象去探究隐藏在其背后的社会文化根源，日益成为人们洞察经济问题的新视角。这种研究以经济和社会现象的相互关系为研究对象，把经济现象置于广阔的社会背景中进行分析，既研究经济政策、经济发展引起的社会后果，也研究影响经济发展的各种社会因素。公立医院财政补助问题既是财政的，也是法律的、经济的，因而也是社会的。①

---

① 吴金光．论财政学的学科基础与课程体系建设［J］．湖南财经高等专科学校学报，2006（2）．

熊彼特也是一位对经济社会学有浓厚兴趣的经济学家。在其《经济分析史》一书中，与韦伯一样，熊彼特试图创建一门包括经济社会学在内的科学的经济学。在他看来，经济社会学就是“对经济制度的研究”，经济学所要“处理的问题是人们怎么会这样行为的”，必然要涉及经济社会制度，而不仅仅是经济行为本身。他通过直接吸取社会学传统来讨论经济制度，试图分析国家财政问题，发展了一种“财政社会学”，并在其中提出了许多有关税收、财政方面的思想。①

查德·斯维德伯格（Chard Swedberg，2005）提出，“尽管利益驱使人们的行为，但是社会要素却决定了这些行为所采取的方式和方向”。因此，从财政社会学角度对财政体制问题进行研究，将经济学中的经济利益分析方法与社会学中的社会关系分析方法相结合，可以从更广阔的视角划分国家权力与社会权利、协调各种利益分配和利益冲突、提高政府自我整合能力，从而促进政治系统与其他社会子系统的配合。

戈德斯契德则更彻底地认为，“每个社会问题，实际上还有每个经济问题，说到底都是财政问题”。② 也正如人们在实践中所观察到的，在向新的经济类型过渡的过程中，国家将发挥一种中心作用，通过对财政权力的重新界定，建立新的产权安排与新的市场。钱颖一于1999年在北京大学中国经济研究中心所作的“地方

① 高和荣．经济社会学［M］．北京：高等教育出版社，2008.

② 转引自［美］丹尼尔·贝尔．资本主义文化矛盾［M］．赵一凡，蒲隆，任晓晋，译．北京：生活·读书·新知三联书店，1989：287.

分权与财政激励：中国式的财政联邦制”的讲座中提出，“如果政府财政行为没有有效的转变的话，经济转轨也不大可能获得成功”。

刘宝、姚经建、陈文等提出：“公共财政的本质是公共性、调控性和公益性，是政府的重要职能。公共财政的基本职能是为公民提供公共产品。”①这种公共性，也体现为广泛的社会性。

陈光焱分析了财政的本质，提出“财政分配的主体是统治阶级的代表人物，财政分配的对象是劳动力或实物或两者的价值形式，财政分配的手段是凭借统治阶级的力量，财政分配的目的名义上是公共需要，实际上主要用于统治阶级的生活和巩固统治地位的需要”②。

陈耘提出：“社会学研究表明，当人均年收入进入1000~3000美元的发展阶段，各阶层、各利益集团之间的矛盾上升，关系错综复杂，公共产品需求快速扩张，人们对教育、医疗、卫生等社会性公共服务的需求大增。我们正处于这一阶段。因此，这是一个需要对社会政策进行通盘考虑的年代，而其中，最有力的调节杠杆，当属公共财政的制度安排。”③

2.1.2 财政投入与构建和谐社会的联系

王椿元提出：“公共财政活动的目标是满足社会公共需要；在

① 刘宝，姚经建，陈文．从公共财政角度看公共卫生与医疗的伙伴关系［J］．中国卫生资源，2007（10）．

② 陈光焱．我国财政的产生和财政的本质［J］．中南财经大学学报，2001（2）．

③ 陈耘．让公共财政的阳光更温暖［N］．中国经济导报，2006-03-25．

总体目标一致的基础上，和谐社会和公共财政相互促进，彼此制约，不断消除经济社会中新产生的不和谐因素，逐渐实现人与人、人与社会、人与自然之间的和谐。”① 对公立医院补偿机制的经济社会研究，首先要认识政府如何通过公共财政的手段去影响社会的诸多阶层，最终使百姓受益。财政部原副部长王军指出：“公共财政是与市场经济体制相适应的一套制度框架，是以满足公共需要为目的，以提供公共产品为手段，以弥补市场失灵为活动范围的一种以政府为主体的资源配置方式。”②

2.2 财政与卫生的关系

一般来说，卫生经济学家用健康生产函数衡量政府卫生支出与健康的关系，其中既可以用政府卫生支出（或人均政府预算卫生支出）作为自变量，也可以用其他卫生资源作为自变量（如卫生机构数、医生数、床位数等），前者通常被认为是改善社会卫生条件最有效的因素（Fayiss & Gutema，2005）；同时，一些学者倾向于采用前者而不是采用具体卫生设施或服务来对政府医疗投资的效果进行研究（Hadley，1982）。其理由在于，使用不同地区的政府预算卫生支出作为变量能够更好地反映地区间卫生医疗服务提供的差异，而具体设施和服务很难进行质的比较。

费尔默（Filmer，1997）利用 115 个国家的截面数据进行研究，结论是政府预算卫生支出对健康的改善作用是令人失望的。

① 王椿元. 公共财政与和谐社会制度构建［J］. 财经问题研究，2007（10）.

② 王军. 中国转型期公共财政［M］. 北京：人民出版社，2006.

造成公共支出干预无效率的原因主要是两点：一是个体对卫生医疗的需求行为反应与公共卫生干预的不一致；二是公共部门提供服务的质量和效率较低。

尽管如此，仍然有很多文献认同公共支出对健康改善有意义的观点。毕大妮和瑞瓦雷什（Bidani & Ravallion，1997）使用一个特别的函数把穷国和富国的不同变量对健康的影响进行了分解，他们发现，政府预算卫生支出对穷国的影响是明显的，但对富国不明显。世界银行报告（1995）认为政府预算卫生支出对穷人的影响更大。①

2.3 公立医院财政补助现状

2.3.1 国外公立医院补偿现状

侯建林、刘金峰等分析了柏林市公立医院的改革经验。“在成本补偿方面，与其他医院一样，公立医院的长期投入成本（如建筑、设备等）可以从政府那儿得到补偿，其中一半来自联邦政府，一半来自州政府，经常性运营成本由疾病基金会补偿。另外，由于政府已经把土地、资产的产权转让给医院，所以它能够以此作为抵押去争取银行贷款。”②

王晓明、姚永浮介绍了“英国公立医疗服务，又称国民健康

① 转引自陈共，王俊．论财政与公共卫生［M］．北京：中国人民大学出版社，2007：47.

② 侯建林，刘金峰，等．德国公立医院近期改革动态及对我国的启示［J］．中国医院，2002（3）.

服务（National Health Service，简称 NHS），由国家用税收来购买医疗服务，覆盖绝大多数的英国人；私营医疗服务是公立医疗服务的补充，服务对象是收入较高，对医疗服务要求也较高的人群"①。

朱恒鹏分析了美国退伍军人医疗系统改革成功的制度环境及对中国的启示。"美国退伍军人医疗系统（VHA）的体制是一种标准的公立医院体制，貌似中国传统国有事业单位体制。退伍军人医疗系统医务人员实行年薪制，基本是固定收入，没有和当期绩效挂钩的奖金。运营经费92%来自于财政拨款，其余来自于商业医疗保险支付。管理层由上级主管部门聘任，可以解雇管理人员及医务人员，但是难度远比私营部门大。固定资产投资完全来自于财政预算，也是报计划，等待漫长的审批。充分的市场竞争为退伍军人医疗系统的运营和管理提供了清晰的标杆。根据全美医院协会的数据，2009 年，美国私立非营利性医院占医院总数的 50.4%，私立营利性医院占 17.2%，地方政府所属公立医院占 18.8%，联邦政府所属医院占 3.6%，其他类型占 10%。根据 2006 年的数据，78%的美国医生自办诊所，22%的医生受雇于医院；大致算来，90%以上的医生在私立医疗机构工作。一个竞争充分的医疗服务市场和一个与之配套的医生人力资源市场，所形成的薪酬水平和绩效水平，为政府管理公立医院，包括制定公立医院雇员的工资标准和晋升标准，以及确定公立医院的绩效考核标准以及

① 王晓明，姚永浮．英国公立医院管理制度改革及启示［J］．医院领导决策参考，2005（8）．

与之配套的财政补偿标准，树立了一个容易获得且非常清晰的基准。”①

董莹等研究了国外及我国港台地区公立医院补偿机制的现状，提出“这些地区公立医院的收入来源主要依靠政府投入。公立医院为了维护其公益性应都由政府财政出资维持其生存发展，要以法律规定投入责任和补偿机制，并加强财务监督”②。完善医疗保障体系，引入医疗保险基金，增加筹资来源。推进全民医疗保障制度改革，扩大覆盖面，增加对公立医院的收入支持。③

2.3.2 国内公立医院补偿现状

我国公立医院补偿来自财政补助、医疗服务收费、药品收入3个方面。刘民权、李晓飞等提出：“就中国现有的经济发展水平和增长速度而言，从支出规模上看，政府卫生支出的总量偏低。此外，由于卫生总费用中政府支出和社会支出所占的比重偏低，而个人支出的比重偏高，导致居民卫生医疗服务的获得高度依赖于个人（家庭）的收入水平，考虑到中国目前在收入分配上存在的巨大不平等，这可能会导致居民在卫生服务获得上的严重不公平。”④ 龚向光“从公共卫生投入体制和规模、公共卫生收支状况

① 朱恒鹏．美国退伍军人医疗系统改革成功的制度环境及对中国的启示[OL].http：//zhuhengpeng. blog. caixin. com.

② 吴小龙．湖北省非营利性医院合理补偿机制研究［D］．华中科技大学，2005.

③ 董莹，靖猛，尹爱宁，张相勇．国外及我国港台地区公立医院补偿机制现状研究［J］．中医药管理杂志，2010（4）．

④ 刘民权，李晓飞，俞建拖．我国政府卫生支出及其公平性探讨［DB］．中国香港大学中国研究服务中心文库，2008（2）．

等方面着手研究中国的公共卫生投入存在的主要问题，认为中国公共卫生投入存在投入不足、投入体制不合理、城乡地区分配不合理等问题，并据此提出公共卫生投入改革的设想”①。乐虹、唐圣春和陈迎春对中国公共卫生支出在地区上的不平衡进行了研究，认为“从卫生服务利用和提供方面来看，西部地区卫生基础设备拥有量较低，卫生人力资源数量和素质都明显不如中东部；另一方面，西部地区的卫生服务利用率低，阻碍了卫生机构靠提高服务获取重组发展空间的机会，从而进一步影响了其服务提供条件和能力的改善，并落入一个恶性循环的怪圈”②。

曹燕、姜卫、黄锐研究提出：“政府卫生支出对健康的影响表现出较强的地区差异，人均卫生财政支出较高的部分省份的健康绩效较低。政府应将医疗卫生资金投入到健康绩效相对较高的地区，促进卫生投入对人口健康的总体改善效果。”③ 何进提出：“公共卫生的供给能力严重不足，财政投入欠公平。城市卫生总费用明显高于农村卫生总费用，而且差距呈现逐年拉大的趋势。”④杨晓会、谢芳对公立医院的筹资渠道进行了分析，提出了公立医院资金筹集的各种渠道，包括银行贷款、外国政府贷款、社会融资、固定资产租赁、资产转让、商业信用和慈善捐赠等。⑤

---

① 龚向光．加大公共卫生投入，改革公共卫生筹资体制［J］．中国卫生经济，2003（12）．

② 乐虹，唐圣春，陈迎春．东中西部地区农村卫生发展比较［J］．中国卫生经济，2006（3）．

③ 曹燕，姜卫，黄锐．我国各省财政卫生投入的健康绩效比较［J］．中国卫生经济，2010（5）．

④ 何进．政府财政卫生投入政策研究［J］．现代商业，2010（8）．

⑤ 杨晓会，谢芳．公立医院筹资渠道分析［J］．财经界（学术版），2011（8）．

陈瑶、朱晓丽、肖龙华提出："存在公立医院投入不足、补偿缺乏依据、资金缺乏监管等问题。"①

赵祖坤、李琳提出："公立医院的补偿机制缺失。公立医院虽然是由政府投资的，但是运作却要自负盈亏，而政府对其的补偿机制不尽合理，相关政策也不完善，因此，医院不得不靠扩大公立医院服务收费维持生存，不得不靠创收弥补亏损，药品批零差价更成为医院生存、发展、资金的重要来源。医疗机构就这样被迫进入这个虽不科学但又比较'合理'的补偿误区。"②

总结以上的研究成果，可知对公共卫生支出研究的主要结论是：我国卫生总费用的增长速度缓慢，卫生费用总量不足，财政对公立医院投入水平较低；公立医院投入地区分布不平衡、结构不合理、缺少绩效监督。

2.4 财政补助与医患关系

张彩云、王凤军提到，"引起医疗纠纷的主要因素，包括医院方因素、患方因素、社会因素，并且提出了构建和谐医患关系的对策；医患关系所涉及的这些社会因素是交织在一起、综合发挥作用的"。③ 医患关系不仅仅是医患双方互动关系，而且是社会各

① 陈瑶，朱晓丽，肖龙华．我国公立医院财政补偿机制理论与现状分析［J］．医学与社会，2010（12）．

② 赵祖坤，李琳．公立医院体制改革的现状、原因与优化对策［J］．当代经济，2010（2）．

③ 张彩云，王凤军．医患纠纷的成因分析与构建和谐医患关系的思考［J］．临床和实验医学杂志，2010（12）．

种关系在医疗这个窗口上的反映。因此，在构建新的医患关系时，“一定要具有社会分析的视野，从社会角度对这些影响因素做出分析，必须调节、改善这些因素对医患关系的影响，使医患关系成为一种健康的、美好的人际关系，从而促进社会的发展”①。

徐媛媛提出：“政府经济投入不足，影响医患利益关系。”②

张积慧提出：“医患和谐是社会和谐的一个重要组成部分，构建和谐的医患关系，建设和谐的医院文化，推动和谐的医疗实践是当今社会对我们提出的客观要求。”③

鲍翠玉提出：“经济发展水平对医患关系的影响也是很大的。社会经济发展是医疗事业发展的物质基础，社会经济发展了，一方面可以增加对医疗事业的投入，医院的补偿问题和发展问题就能顺利解决，而不必在患者身上打主意；反之，医院为了生存和发展，就会把患者当‘摇钱树’，千方百计增加自己的收入，以致影响医患关系。社会经济发展了，用于提高居民医疗福利水平的投入也会增加，从而减轻患者就医的经济压力，避免因患者经济压力加重而影响医患关系。另一方面，患者经济条件好，舍得在医疗上花钱，医院觉得有利可图，总是乐意为其提供优质服务，反之，医院无利可图甚至亏本，如何提供优质服务？势必影响医患关系。”④

---

① 鲍翠玉．社会学视野的医患关系［J］．湖北社会科学，2005（11）．

② 徐媛媛．医患纠纷与我国政府公共政策的调整［J］．理论界，2010（8）．

③ 张积慧．和谐价值取向推动社会、医院、患者和谐共进［J］．现代医院，2007（4）．

④ 鲍翠玉．社会学视野的医患关系［J］．湖北社会科学，2005（11）．

2.5 财政补助与医护人员的关系

通过财政对公立医院补偿的导向性作用，可以引导公立医院提高管理效率，使医院制定以公益性为核心的绩效评价体系，规范医护人员的管理，促使医护人员提供优质、高效的医疗服务。刘少明提出："要增加投入，实现现代化的医院管理制度，提高医院竞争力。"①

2.6 财政补助与医疗费用、药品收入的关系

洪梅、顾红萍认为："政府投入机制对医疗服务价格在投入总量、方式、方向等几个方面都存在不同程度的影响。两者间的关系并不是简单的政府投入多、价格就可以降低的反比关系，而是随着政策、总量、方式、方向等的变化呈现出紧密和松散的关系。"②

应晓华、陈文等认为："直接补偿医疗机构的特点在于，医疗机构获得政府财政支持后，以低于成本的价格面向所有前来就诊的患者提供服务，使之具有较好的公平性和可及性。"③

曹建军认为："新药品价格形成机制的基本原则，是以一定规

① 刘少明．加强科学管理 提高医疗服务质量［A］．陕西省体制改革研究会2004优秀论文集，2004（6）．

② 洪梅，顾红萍．浅析公立医院政府投入机制与医疗服务价格调整关系［J］．中国医疗前沿，2010（11）．

③ 应晓华，陈文，等．基本卫生服务中政府补偿的方式选择［J］．中华医院管理杂志，2008（24）．

范条件下的成本加成为基础，同时考虑宏观经济对药品价格总水平的影响，与微观领域如质量、疗效等对价格制定的影响，以及地区之间的价格差异。需要确定分阶段目标价格政策，以避免价格政策调整幅度过大在短期内的负面影响，引导药品价格形成机制顺利改革。”①

2.7 公立医院财政补助机制

陈瑶、朱晓丽、肖龙华提出：“在我国目前的卫生体制机制格局下，医疗保险制度的覆盖范围和程度还处于不断完善和衔接的阶段，医疗市场不对称程度较高，公共财政补偿需方的方式容易受到保险制度的约束而影响公平性和可及性。因此，从制度设计层面分析，目前公共财政还是应该直接补偿供方，促使医疗机构提供价廉、优质的医疗服务以及公共卫生服务，更有利于实现基本医疗服务的公平性和可及性。”②

也有学者认为“财政分权使得我国经济形成区域化特点，政府不愿增加对公立医院的直接财政补偿，避免正外部效应惠及区域外居民，更倾向于购买服务”③。

李卫平研究提出：“条件成熟时，将公立医院总收支结余的60% 上收至地方财政并设立医疗发展基金专户，地方财政同时按

---

① 曹建军．当前我国药品价格形成机制剖析［J］．中国物价，2010（11）．

② 陈瑶，朱晓丽，肖龙华．我国公立医院财政补偿机制理论与现状分析［J］．医学与社会，2010（12）

③ Smoke P. Fiscal Decentralization in developing countries. United Nations Research Institute for Social Development，2001：1-10.

1∶1的比例向专户注入资金。基金统筹用于区域内的医疗基础设施建设和设备购置。医疗发展基金相对独立于政府部门，可以通过设立理事会的形式，实现公开、透明的治理。这可以为地方医疗资源配置的决策提供一个多利益主体共同协商的平台，可以使医疗资源配置更合理地满足地方医疗需求，从而使居民受益。”①

李清明、贾春岩等提出：“明确划分中央和地方财政对卫生投入的职责，我国各省市经济发展水平差距较大，财政卫生投入也不能搞‘一刀切’，必须根据各地的经济发展水平采取不同的模式。中央财政和地方财政还可以视财力状况对各级公立医院的基本建设、人才培养和科学研究等实施有选择的定项定额补助。”②

薛伟提出：“只有在政府的推广下，所有医院统一核算方法，所用方法有理论基础、被社会认可，产生的数据才会有用。成本核算提升了医疗机构内部各个层级的成本管控意识和管控水平，取得了实际经济效益。成本核算为财政补偿提供了科学依据。”③

刘尚希提出：“当我们把公益性赋予百姓关心的医疗服务而非公立性医疗机构时，我们就会发现其实解决医疗服务公益性问题的办法不只是增加公立医疗机构财政投入一种，而是可以有更多的选择，至少从理论上可以证明公益性医疗服务的提供并不取决于医疗机构所有制的性质，而是取决于政府实行的公益性医疗服

① 李卫平．社会医疗保险制度下公立医院财政补助机制［J］．中国卫生政策研究，2008（10）．

② 李清明，贾春岩，等．关于构建我国公立医院新的财政补偿机制的思考［J］．中国卫生经济，2007（5）．

③ 薛伟．要补偿先核算［J］．中国医院院长，2010（21）．

务提供模式，即政府财政对医疗服务的补助形式和购买方式。从一些国家的经验看，为百姓购买医疗服务的结果导向投入模式要好于补助公立医疗机构的产出导向投入模式。”①

杜乐勋提出：“按照效用最大化理论评价公立医院补偿问题。改革前的公立医院的补偿状况是‘三级大医院锦上添花处补偿有余，社区卫生服务雪中送炭处补偿不足’，所以，既不公平，而且经济效率低下。”他主张：“公立医院的补偿依据是效用成本比。效用就是满意度，包括医疗质量满意度、医疗水平满意度、医患关系满意度、收费水平满意度、服务水平满意度、服务态度满意度、公共关系满意度等。成本就是标准病种加权平均成本。首先进行医院满意度调查，按照满意度得分值高低排序，由高到低选择到样本医院的25%位点。然后，对这些满意度高边际效用好的医院按照标准病种加权平均成本由低到高排序，选择到样本医院的75%位点。求出标准病种加权平均先进成本和项目平均先进成本。鼓励先进、鞭策落后。淘汰那些十分落后的公立医院。公立医院也要和民营医院一样，经营不善的也要破产。公立医院不能破产就是保护落后。”②

杨力克介绍了宁波市公立医院补助办法。“对医疗事业的基本建设和大型医疗设备实行补助。县以上医院基本建设实行项目库制度。采取政府贴息、逐年安排经费等措施，使其在10年内予以消化。实行与大型医疗设备补助与跨医院检查互认相挂钩的补助

① 刘尚希．基本公共服务均等化［J］．浙江经济，2007（7）．

② 杜乐勋．论我国公立医院补偿的理念和方法［J］．中国卫生，2008（3）．

制度。建立大型医疗设备检查互认制度，实行医疗机构检查结果互认，杜绝不合理的重复检查。建立检查医生、科室的责任制度和可追溯的责任追究制度。各级财政对已建立上述制度的医院并经一定程序批准采购的大型医疗设备，根据相应规范的制度和程序给予适当挂钩补助。”①

“在公共卫生服务补助方面，县以上医院承担的公共卫生服务，如开展传染病、慢性病监测，健康教育，免疫规划，孕产妇产前，手术病人术前艾滋病检测费用，医疗急救绿色通道以及对无主病人等开展人道主义救助发生的医疗欠费，由各级财政以购买服务的方式实行定项定额补助。上级有补助标准的，按规定给予补助；没有标准的，按成本给予补助。对医疗欠费经核定后给予补助。其中对传染病医院、精神病医院和肺结核病定点医院要结合业绩完成情况加大补助力度。除上述补助政策以外，按每门诊人次 15 元、每床日 30 元标准给予补助，并根据经济和社会的发展，逐步提高补助标准。”

“另外，对卫生科研人才经费予以补助。值得一提的是，政府将实施与廉价药物使用情况相挂钩的公共医院补助制度。建立医院廉价药物准入制度以及与廉价药物相挂钩的其他药物的采购准入制度。确定廉价药物的品种和数量，将医药费用增长控制比例、药品收入占业务收入比例、廉价药物使用的数量和金额占全部药物使用数量和金额的比例等指标纳入考核，根据考核结果给予挂钩补助。同时，通过加强成本核算和控制，使政府的补助资金发

① 杨力克．宁波补助公立医院 确保其公益性质［N］．现代金报，2007-10-13.

挥更大的社会效益和经济效益。”①

孙浩翔提出：“政府作为公立医院资产所有者和管理者，应负责公立医院基本建设和大型医用设备购置、重点学科发展、住院医师培训、离退休人员费用和政策性补贴等。政府对公立医院承担的公共卫生服务任务要给予专项补助，保障公立医院紧急救治、援外、支农、支边、惠民服务和政府指定的其他公共服务经费，形成规范合理的公立医院政府投入机制。”②

郑磊提出：“在进行公立医院补偿机制改革时，应首先做好公立医院及其诊疗科目的定位、发展趋势和周期分析等前置性工作，通过调整补偿范围、合理确定补助数额，对医疗卫生市场发展进行宏观调控，科学调整区域卫生规划，真正实现不同层次、不同功能、不同规模医疗机构的合理布局。”③

杜乐勋提出：“需要进一步探索创新费用控制型补偿机制。引自卫生部部长陈竺表示，此前被称作新医改方案重要倾向之一的‘总额预付制度’，卫生部正在积极研究中。所谓‘总额预付制’，是由医保部门在对医疗机构进行评估后，计算出人均医疗费用，按此费用标准向医院预付定额的医疗费，如果实际发生费用超支，超支部分由医院自己承担。需要探索创新一个能够从职工趋利动机出发达到控制费用合理消费资源的宏观公益目标的运行机制。第一，需方投入的医疗保险费用要有一个总量控制指标，叫做总

---

① 杨力克. 宁波补助公立医院 确保其公益性质［N］. 现代金报，2007-10-13.

② 孙浩翔. 从省属公立医院的运行现状浅析我国公立医院改革［J］. 现代物业，2009（12）.

③ 郑磊. 做好补偿机制改革的前置性工作［N］. 健康报，2011-3-4.

额预付制。总额可以按照床日、出院病人数或单纯性病种费用定额确定，或用其他参数加减，超支不补，结余留用。第二，供方投入的卫生事业费用也要有一个总量控制指标，叫做定项定额预算补助，超预算收入上缴财政，预算差额财政补助，财务结余可以留用。不仅是财政收支两条线，而且是医院筹资来源两条线。不同筹资渠道的经费用途要区别开来。专款专用。用有限责任原则取代无底洞原则。"①

俞卫提出："财政补偿应该主要保证公立医院的建设与发展以及购买公共服务。其他方面的补偿可以作为短期政策而逐步退出，由医保支付来替代，以便保证个人支出保持在原水平之下。"②

郭军强、王林松分析了我国公共卫生投入的现状和国际比较，指出："在增加政府卫生筹资作用的同时，要注意调整政府财政卫生投入的方向。目前情况下，政府卫生财政投入应坚持'两条腿走路'，既考虑供方，又兼顾需方。"③

胡祖斌提出："公益性缺失的原因是政府投入太少，医院收费太多并依靠与病人博弈维持运转，加上体制不顺，机制不活，医务人员待遇低而负担重，政府监管不力而自身管理不善。"他相应提出了解决公立医院公益性缺失的办法："集中财力办好少量公立

---

① 杜乐勋．创新公立医院得到的补偿机制和政府对医院的投入机制［J］．医疗健康卫生发展研究，2011（7）：6.

② 俞卫．公立医院改革：公益性、财政补偿和治理模式［J］．医院领导决策参考，2011（16）.

③ 郭军强，王林松．完善我国公共财政卫生投入体制的研究［J］．医学与哲学（人文社会医学版），2007（7）.

医院并实施统一的监管，制定公益性标准，促进多元化办医等。”①

刘尚希提出：“要大力推进政府购买服务，变‘养人办事’为‘办事养人’。通过购买服务的方式安排政府补助，也有利于鼓励非公经济进入医疗卫生领域、扩大医疗卫生资源，推动公立医疗机构提高服务质量和效率。”②

刘军民提出：“在投入方向上，供需兼顾，突出重点。政府卫生投入有直接投入医疗卫生服务机构的供方补助，也有投入医疗保障基金或者发放医疗券方式的需方补助。虽然无论是直接补供方，抑或是通过补需方来间接使供方得到补偿，资金最终都是流入医疗服务提供方的手中，但其中的奥秘在于：激励机制和利益导向不同，可能带来投入效果和效率的差异。一般来说，投供方具有组织实施便利的优势，但缺点是容易陷入低效率的陷阱，且易造成受益群体目标的不明确；而投需方不仅可以使政府的投入直接与目标人群的受益挂钩，同时又给予需方就医的自由选择权，供方获得经济补偿取决于消费者（或作为消费者代理人的医保基金）的货币选票，从而对供方形成竞争压力。总体上来说，投需方的模式要相对优于直接投供方。”③

冷志伟提出：“在加大农村卫生事业经费的投入中，要确保卫生经费能确实让农民得到使用。江苏吴江就推出了新举措来保证卫生医疗经费落到实处。其措施为：卫生经费不再划给医院，而是直接以医疗服务券的形式发给农民，规定凡年满 60 岁的农村男

---

① 胡祖斌．试论公立医院公益性缺乏的原因和对策［J］．医学与社会，2010（5）．

② 刘尚希．基本公共服务均等化［J］．浙江经济，2007（7）．

③ 刘军民．公共财政下政府卫生支出及管理机制研究［J］．经济研究参考，2005（94）．

性和年满55岁的农村女性都可以获得价值30元左右的医疗服务券，凭券可以在医疗机构消费；发给育龄妇女每人价值150元的优生优育服务券，可凭券在医疗机构免费检查4次。医疗机构凭券向政府结算。这样的措施使得农民对医疗服务的可及性大大增强了，值得其他农村地区借鉴。”①

宋兰萍、郑晓林提出：“为切实提高政府投入效率，应该限供保需，避免双向投入。因此，在各级政府财力有限而民众需求急迫的情况下，政府投入应明确方向，围绕夯实医疗基础、满足基本需求，审慎确立投入的对象和范围。从医疗服务的供需双方（或者说医患双方）上讲，政府有限的投入应主要保障需方，而供方应通过建立科学、理的运行管理机制对接医疗保险市场，通过医疗保险市场传导政府和个人的投入，获取应得的利益。事实上，政府对医疗保险体系（或称全民医保）的投入实质上就是对医疗服务机构的投入，政府对公共卫生和医疗保险的投入越大，作为医疗服务提供者的收益就越多，医疗服务机构的正常运转、质量提升和升级改造就越有保障。相反，在政府财力有限的情况下，如果对供需（医患）双方同步投入，在投入总量有限的情况下，医疗服务机构观望、等靠的思想将继续抬头，体制改革将缺乏断臂求生的勇气，医疗服务供需双方将继续处于半饥半饱的状态，其结果必然造成政府投入效率的低下。”②

① 冷志伟．公共财政下我国妇幼卫生投入状况及其影响研究［D］．济南：山东大学，2008.

② 宋兰萍，郑晓林．医药卫生体制改革中政府投入问题探析［J］．中国财政，2009（4）.

3 公立医院财政补助的理论分析

3.1 基本概念

3.1.1 公立医院

从登记注册类型角度来看，公立医院是指由国有和集体办医院。从举办单位角度来看，公立医院是指政府和社会办两种类型。根据卫生统计分类，公立医院包括综合医院、中医医院、中西医结合医院、民族医院、各类专科医院和护理院。本书主要分析政府办公立医院，同时涉及部分国有企业办公立医院。财政补助收入是指单位从主管部门或主办单位取得的财政性事业经费，包括定额和定项补助。

我国公立医院的形成过程比较特殊。新中国成立之初，公立医院主要有3种来源：一是由部队医院转为地方医院，二是接管国民党政府办的医院，三是接收一批国外教会或慈善机构办的医院。随着第一个五年计划的实施，我国陆续投资建立了大批公立医院，逐步构建了公立医院服务体系，既包括卫生行政部门举办的医院，也包括工业、农业等其他政府部门所办的医院，形成多部门办医的格局。在“文化大革命”中，一批社会办医转为集体所有，医疗领域只有全民所有制或集体所有制的医院。1978 年党的十一届三中全会后，随着改革开放和现代化建设的不断推进，我国公立医院改革与经济体制改革相适应，规模不断扩大，社会办医也逐步发展。至今，我国已形成了健全的公立医院体系，公立医院成为提供基本医疗服务的主体。① 长期以来，公立医院实行管办不分的管理体制，卫生行政部门既负责对公立医院进行行业管理，也负责具体开办医院。同时，公立医院还要接受财政、发改、社保、编制、人事等不同政府部门的管理。

3.1.2 财政和财政补助

通俗地说，财政就是指政府的收支活动。财政收入主要通过税收的形式获得，财政支出按照部门预算的形式，用于保障行政事业机构的运转，促进行政事业发展。长期以来，对于财政在宏观经济调控中的作用，存在两种不同的观点：一种是有机论观点，认为社会是一个有机体，社会利益高于个人利益，个人利益要服从社会利益。另一种是机械论观点，认为政府的作用是有限的，要充分发挥市场的作用，政府的作用主要是维护个人的利益不受损失，承担个人或市场不愿意承担的公共服务建设等。这两种观点决定了对财政作用的不同认识。目前，机械论成为英美等发达市场经济国家的政策理念。经济政策不仅仅以经济分析为依据，

① 钟东波．我国的公立医院体制改革——历程、绩效、原因机制及政策建议［A］．第 64 次中国改革国际论坛论文集．

政府进行（或不进行）某项活动的合理性，不可避免地在部分程度上取决于伦理和政治上的判断。①

计划经济体制下，财政主要负责管理政府的收支活动，财政的宏观经济职能没有得到充分的发挥。在市场经济体制下，财政除了负责微观层面的政府收支管理外，更重要的是成为政府宏观调控的手段。通过国家财政政策和货币政策的协调运用，政府进行社会资源配置，管理政府投资，调节收入分配，促进居民消费，引导进出口，稳定物价，增加就业，确保经济的持续、稳定增长。所以，市场经济体制下才真正显示出财政的地位和作用。市场经济要求加强财政的地位和作用，也就是要求强化财政职能。② 党的十八届三中全会提出，财政是国家治理的基础和重要支柱。财政的政治地位达到了空前高度。

财政补助是财政发挥职能作用的重要手段，从属性上归结为政府支出。政府支出按使用方向分为国防、医疗和社会保障、教育、公共福利、债务利息等方面支出。按政府级别进行分类，有中央政府支出、省级支出、地市级支出、县（区）级支出和乡镇支出。

3.1.3 公立医院的公益性

公立医院公益性是一个非常抽象的概念，它的核心内容是公

---

① ［美］哈维 · S. 罗森．财政学：第四版［M］. 北京：中国人民大学出版社，2000.

② 陈共．正确认识国家财政在社会主义市场经济下的地位和作用［OL］. http：//www. chinasouke. com.

立医院基本医疗服务的公益性。从公立医院的机构性质来看，公益性体现在医院为非营利性机构，不以营利为目的，结余应当用于医院的发展。从公立医院提供的服务活动来看，公益性体现在以下几个方面：一是为群众提供安全、有效、方便、廉价的基本医疗服务，把基本医疗卫生制度作为公共物品向全民提供，解决公平问题，保障广大群众看病就医的基本需要。二是提供公共卫生服务，提高群众的防病能力。三是承担政府指定的紧急救治、援外、支农、支边等公共服务。四是提供基本药物服务，降低患者的药品费用。五是提供社区卫生服务，参与社区健康管理、慢病管理等活动。六是承担医学科研、教学和人才培养培训的任务。七是不应当提供特需服务，现行的特需服务规模要控制。八是注重提供人文服务，让病人感受到人文关怀。

从政府政策来看，公益性体现在以下几个方面：一是要执行政府的价格政策。政府在核算和控制医院成本的基础上，科学、合理地制定价格。二是要执行基本医疗保险政策。医院作为基本医疗保险定点，接受医保部门的管理和医保政策的规范。三是政府要加大公立医院的财政补助。对基本建设、大型设备购置、离退休人员经费、重点学科建设、政策性亏损等重大支出项目提供补助，减轻医院运营和发展的压力。对医院提供的政府指令性任务、公共卫生服务通过购买服务的方式进行补助。四是要执行非营利性机构税收政策、土地政策，降低医院的运营成本。五是执行合理的收入分配政策。医院人员的收入要体现医疗技术的劳务价值。六是加强公立医院内部成本核算，提高其成本管控能力。

认真落实“三重一大”及相关政策要求，严格限制不合理支出。七是加强科研及教学工作。积极开展提高诊疗效率、减轻群众负担的基础和临床医学研究，培养高水平、适用能力强的医务人员，为群众提供优质的医疗服务。

公益性，通常会同另外两个概念相提并论，一是亏损；二是公立。其背后的理念是公益性服务是不赚钱的，是赔钱的，因此赚钱的商业企业是不会做的，只有政府才能做。这样的观点实际就是在维护一个官僚行政体系和公立服务体系垄断的市场，同时很好地保护了一个既得利益集团的存在和发展。如果将“公益性”向国际通行的“公共品”和“社会福利”概念靠拢，我们会发现大部分医疗服务是完全可以由私人机构提供的，而保障社会福利最大化也绝不能依靠一个庞大的政府体系和它对供给的垄断，由此，如何正确认识公益性及其表现形式很关键也很必要。公立医院的公益性与基本医疗服务的公益性有联系，也有区别。公立医院的公益性主要指它所提供基本医疗服务的公益性，本节已从多个角度进行了解释。但另外也应当看到，基本医疗服务不只是公立医院提供，现在许多社会办医也在提供。据此，很多学者主张政府对基本医疗服务以购买服务的方式进行补助，不区分公立医院还是社会办医。笔者认为，公立医院财政补助既取决于基本医疗服务公益性，也有医院的体制原因。

3.1.4 经济社会影响因素分析方法

社会科学家们普遍认为，人生活在社会系统之中，社会中的各个组成部分，如经济、政治与文化，从来都是紧密结合在一起而不是截然分开为各自独立的部分，它们结合为一个有机整体成为人所生存与发展的必要条件，从来也不会有独立存在着的经济现象、社会现象、政治现象和文化现象。这也是马克思主义政治经济学中“经济基础与上层建筑相互作用”这一基本原理的体现。一种经济现象首先是经济的，体现经济规律，但任何一种经济现象同时也是社会的，体现为一定社会制度、社会情境下的经济活动。一个社会事项首先属于社会的，同时也体现一定的经济发展水平和某种文化因素，甚至体现为政治因素。同样，一种政治事件固然属于政治问题，但其背后也必然隐藏着经济、文化以及社会因素。①

社会是一个包含政治、经济、文化等在内的有机整体，社会行动是包含行动者个人以及整个集体在内的社会行动总和。社会分析就是要对个体的单一行动、行动目标、行动情境以及各种规范要素等进行分析，以便能够寻找隐藏在这种个体行动背后的社会动因，寻求其社会意义；就是要透过某种经济现象、文化现象以及行动者的日常生活揭示出隐藏在这些现象背后的社会目标与社会价值。这样，行动者的个人行动与社会行动之间，整个社会系统中经济与文化、经济与生活以及经济与社会之间就呈现出相互依存、相互制约关系。

从发展历程来看，自古以来，经济学与政治学、社会学本就是融为一体的。两千多年前，苏格拉底所创的大哲学概念其实就

① 高和荣．经济社会学［M］．北京：高等教育出版社，2008：19.

是今天经济社会学的原始状态。其后，经过千百年的发展，马克思成为政治经济学的集大成者。但由于意识形态等原因，西方学者往往有意回避政治经济学这一概念，并尽量专项研究政治学和经济学。这种情况虽然极大推进了经济学发展为独立学科，但也限制了对许多综合性问题的解释。为此，二战后一批西方学者开始反思，并重新回归政治经济学研究范式。后来，随着社会学逐渐脱离政治学成为独立学科，产生了交叉学科——经济社会学。国外真正明确提出经济社会学研究对象的应当是斯梅尔瑟（N. J. Smelser，1930—　），1963 年，斯梅尔瑟出版了《经济生活社会学》一书，首次给经济社会学下了一个比较全面的定义：经济社会学就是“着重研究社会生活经济方面和非经济方面之间的关系，即两者是怎样交叉重叠，怎样相互影响”，进一步说，也就是“运用社会学的基本框架、变项（量）和解释模型，研究同稀缺物品及服务的生产、分配、交换、消费有关的复杂行为”。①这个定义紧紧抓住了经济与社会互动关系这一学科基本点，因而比较合理，加上斯梅尔瑟本人在美国经济社会学界的学术成就和领袖地位，这一定义具有了广泛的影响力和很强的权威性，被大众所普遍接受。② 本书采用的经济社会影响因素分析就是对经济社会学理论的一种尝试应用。

---

① 国内学者将这本书直接翻译为《经济社会学》，于 1989 年在华夏出版社出版。
② 高和荣．经济社会学［M］．北京：高等教育出版社，2008.

3.2 分析框架

经济社会学虽然在欧美有相对成熟的分析方法，但由于社会情况的不同，往往很难应用于中国实践。比如以布坎南为代表的公共选择流派的理论是建立在海选式民主的社会政治形态基础上的，并不适合中国的民主集中制实际。运用经济社会学方法研究中国问题必须要紧密联系中国实际。本书依托笔者多年的工作实践，结合大量实际案例，力图分析我国公共医疗体系中的经济社会学问题。公立医院财政补助是政府对公立医院提供的财政资金支持。它反映的是政府与公立医院的相互关系，受多种因素的影响，具体如图 3-1 所示：

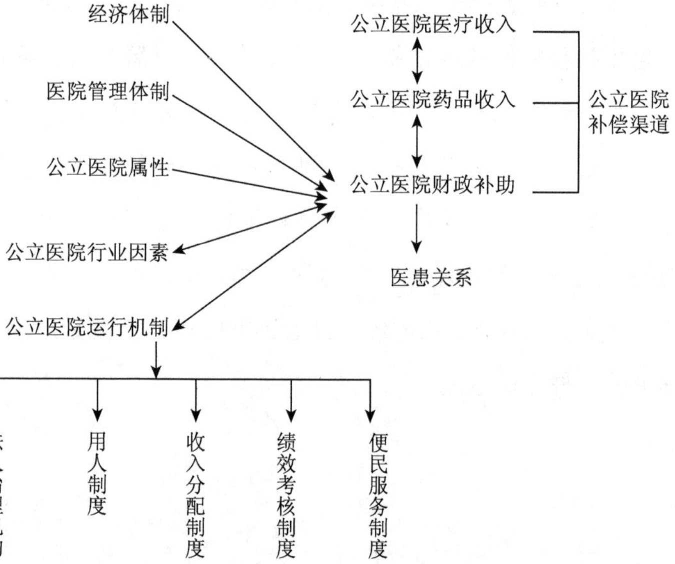

图 3-1　公立医院财政补助分析框架

在图 3-1 中，经济体制、医院管理体制、公立医院属性是从宏观层面决定公立医院财政补助的基本因素。公立医院行业因素、运行机制与公立医院财政补助相互影响。运行机制包括法人治理机制、用人制度、收入分配制度、绩效考核制度和便民服务制度等医院内部微观制度。公立医院医疗收入、药品收入和财政补助有直接的联系。公立医院财政补助还会对医患关系有影响。由此可见，研究公立医院财政补助机制，要立足于对公立医院进行综合分析，而不是一个简单的经济补偿技术问题。本书也就尝试将公立医院财政补助放在一个多因素、多层次的框架内来分析，这样可以增强对公立医院财政补助分析的合理性。

从一个地域的医疗资源配置来看，基本医疗服务除了可以由政府办医来提供，还可以由社会办医来承担，医疗资源的配置可以双轮驱动、双管齐下，既可以由政府出资，又可以引入社会资本，公立医院财政补助政策受以上两方面因素的影响，从本书的案例也可以看到这方面的实践。基本医疗服务与财政补助的关系如图 3-2所示。

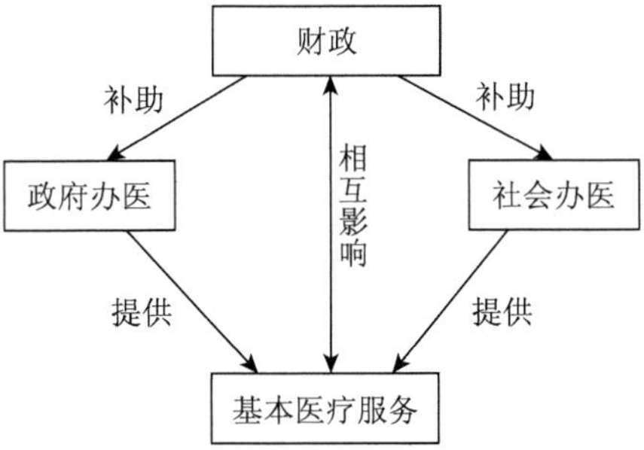

图 3-2　基本医疗服务与财政补助的关系

在本书第 7 章政策建议部分，笔者提出四方联动破解公立医院财政补助困局，其基本关系如图 3-3 所示。

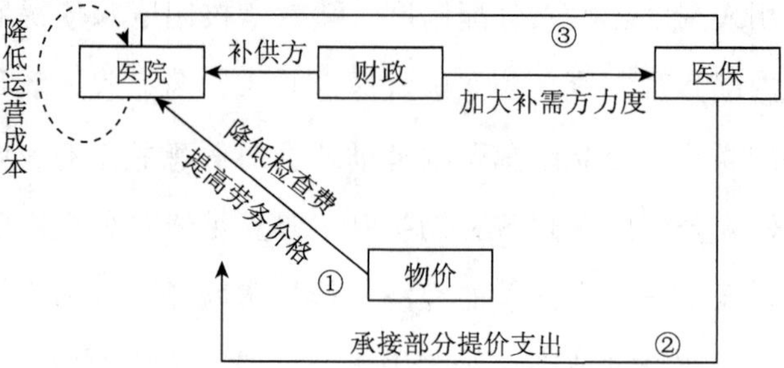

图 3-3　四方联动补助机制

注：①、②、③表明实施政策的先后顺序，没有标识序号的举措表示可以同时联动推进

4 公立医院财政补助的经济社会影响因素分析

公立医院财政补助与经济社会因素有密切的关系。与医疗卫生相关的社会因素主要包括人口数量和结构、受教育程度、职业、文化、生态环境、消费观念与习惯等。人口数量越多，需要的财政补助越高。人口结构变化，如老龄化、人口增加，也需要卫生费用相应增多。受教育程度高的人群，一般对卫生服务的需求也会相应高，卫生财政支出也会高。不同职业受到的健康影响不同，对卫生费用的补助也不一样，高风险职业、职业病防治费用必然增加。不同的经济体制决定不同的政策，对财政补助也有影响，市场经济主要强调政策引导，实现社会资源配置，提高运行效率。GDP 水平越高，对健康保护和防控疾病的投入也越大。因此，财政补助用好了，能对社会经济起到促进作用；同时，充分发挥经济社会的调节作用，对完善财政补助具有决定性作用。社会经济与财政补助相互促进，才能形成良性循环，走出恶性循环的“怪圈”。结合笔者的工作实际，除了上述经济社会影响因素外，社会组织结构及其自身运行的体制和机制也会对财政补助形成影响，例如公立医院管理体制、运行机制也属于广泛的社会组织研究领域。本章主要是对公立医院财政补助的社会经济影响因素进行具体分析，重点分析这些因素与公立医院财政补助相关的内在机理。

4.1 社会主义经济体制对公立医院财政补助的影响

4.1.1 基本概念

经济体制是指体现社会生产关系性质的一定经济制度所采取的具体组织形式和管理制度。财政体制隶属于经济体制，财政体制改革深深植于经济体制改革之中，有什么样的经济体制，就有与此相应的财政体制。

4.1.2 不同经济体制的特征

我国经历了从计划经济体制向市场经济体制转轨的过程，与此相应，财政体制也经历了由国家统收统支向分税制的演变过程。计划经济体制下，政府直接管理企业，政企职责不分；企业缺乏应有的经营自主权、独立的经济利益和应负的经济责任；按照行政部门和地区系统管理经济，造成条块分割；忽视商品经济、价值规律和市场的作用，没有形成良好的经济运行机制；在分配上统收统支，平均主义严重，难以充分调动企业和劳动者的积极性；对外经济关系基本上是闭关自守，脱离世界经济发展的潮流。因此，对传统经济体制进行改革，是发展生产力和改革生产关系的客观要求。

社会主义市场经济体制下，市场调节成为资源配置的基础性手段，政府以放权让利为特征的改革自然涉及众多方面权利的下放，而作为计划经济体制下“国家总会计师”的财政的权限下放，无疑是其核心内容。财政体制改革所形成的激励，不仅释放了体制内的活力，打破了传统体制下高度集中的分配格局，促使传统机制出现松动；更重要的意义在于逐步培育了体制外的活力，通过分配格局的再造，促进了多元化市场主体和市场化价格的形成。而且，财税体制改革以放权让利的形式承担改革的稳定成本，经历了经济体制改革所带来的阵痛，有力地支撑了其他改革措施的平稳出台①。

4.1.3 社会主义市场经济体制是医改和公立医院改革“顶层”设计的制度基础

公立医院作为社会经济组织，它的生存与发展都离不开社会主义市场经济大环境，医改的经济体制问题，实质是“计划”与“市场”的战略选择，更进一步是指在医疗服务领域如何看待市场化的问题，即要不要利用市场机制、要不要推动市场化改革、如何推动市场化改革。维护基本医疗服务的公益性质是医改的基本理念和出发点，是医改取得战略性成功的根本保证。公立医院的公益属性如何与社会主义市场经济体制有效衔接，是亟待处理好的实践问题，也是医改难题。

---

① 高培勇．中国财税体制改革30年研究——奔向公共化的中国财税改革［M］．北京：经济管理出版社，78；宋涛．政治经济学教程［M］．北京：中国人民大学出版社，266.

4.1.4 有关社会主义市场经济体制下实现基本医疗服务公益性的不同观点

在医改理论和实践层面，存在着对市场截然不同的观点，且争论激烈。医疗改革 30 多年，就是对医院放权让利、搞活经济的过程，这是与社会主义市场经济体制完善相适应的。但随着“看病难、看病贵”问题的出现，一些专家学者提出要加大对公立医院的财政投入力度，确保公立医院基本医疗服务的公益性质。这两种观点的对立，基于对以下 3 个基本概念的认识差异。

一是公平与效率的关系。有不少人认为基本医疗服务是公益性的，因此保证公平是首要的，效率仅需“兼顾”。这一观点在实际中进一步延伸，就是为了确保公平，可以先不考虑效率，而效率与市场机制又结合在一起，因此医改不能搞市场化。与之对立的观点认为，在资源稀缺的经济中，不保证效率，就不能真正实现公平；尤其是中国医疗资源主要依靠政府投入和配置，如果不谈效率，大量的资源实际被浪费，这是最大的不公平。换句话说，淡化效率、不谈效率，实际是在保护浪费和因此形成的既得利益。而在市场经济中，市场机制是配置效率的主要渠道，只有坚持市场化改革，不断强化市场机制的作用，医疗资源的配置才会向高效方向发展；也只有在资源配置效率持续提升的前提下，政府维护公平的能力才会得到持续增强。

二是对“营利性”和“非营利性”概念的认识。营利就是谋取利润。非营利就是不以追求利润为目的。这两个微观层面的法律概念，在中国却被赋予了无限的社会意义。从单纯的法律概念上讲，营利性和非营利性与主体在市场经济中的行为并没有直接的关系。在国外，营利性医疗机构和非营利性医疗机构的医疗服务内容和价格并没有实质性的差异，但由于一些人对“公益”等概念认识模糊，自然赋予了两种法律主体以不同的“定位”和社会职能。通常认为，公益性服务就应该由非营利性医疗机构做，非公益性的才由营利性医疗机构做，因为非营利性机构不以盈利为目的，就一定能保持“公益”。这样的认识将亏损、公益、非营利性、公立等概念紧密联系起来，用这些观念来指导政策制定，最终形成的也不会是成功的改革政策。如果能够清醒地认识以上两个概念的本质，医疗改革其实根本不用去考虑“营利性”和“非营利性”的问题。

三是对“赢利”“盈利”的认识。赢利的基本含义：一是指扣除成本获得的利润；二是指经营所得。盈利是收支相减之后的利润。最基础的经济学理论都会提到“资源的稀缺性”，市场机制的核心作用是保证用有限的投入创造最大的产出，并通过这种方式确保稀缺资源得到有效利用，进而实现整个社会的进步和发展，实现社会福利的最大化。这是市场经济的最基本规律之一。在市场经济中，无论是政府还是其他经济组织，都必须遵从这一规律，否则社会发展是不可能持续的。任何一个经济组织要实现可持续发展，也必须遵循这一基本规律。因此，“赢利”与“盈利”在经济学理论中首先是资源得到有效利用的表现，而且这与组织的法律性质是没有关系的——非营利性组织也要努力实现赢利，才能确保其生存和发展；其次“盈利”是一个经济组织各种行为的最好动机，充分利用这一动机可以让政府有效实施对市场主体行为的调节和控制。但国内医改的舆论常常将“赢利”与“盈利”妖魔化，将公益与亏损联系起来，将非营利性一定捆绑上无赢利，这实际上是对基本市场经济规律的否定，在这样的理念指导下形成的政策不可能成功。

4.1.5 启　示

经济体制是决定医院经营行为的基本经济制度。在计划经济体制下，财政对公立医院发展承担主要的资金保障责任，但由于政府财力总体薄弱，医院先进医疗技术应用、设备更新和基础设施建设等常常难以跟上医院发展的需要，这个阶段，医院运行成本相对较低，医疗服务的公益性质得到了较好的体现。在社会主义市场经济条件下，政府对公立医院搞活经营的政策导向确实对医院医疗服务行为产生了影响，医院是市场经营主体，有属于自身的收入，政府根据医院的公益性质，给予其相应的补助。而且在公益性、公立医院、非营利性医院以及赢利和盈利等问题上的认识不清，对公立医院的管理也产生了重要影响。如何既能维护公立医院基本医疗服务的公益性质，又能使公立医院经济搞活发展，是需要探索的重要课题，但长期来没有形成社会共识。笔者认为，基本医疗服务的公益性质与经济体制无关，政府办医院和政府购买服务都是提供基本医疗服务的手段，实际中既要考虑我国公立医院发展的历史过程，也要考虑当前社会主义市场经济的社会现实，因地制宜，从实际出发，进行公立医院财政补助政策的有益探索。既要借助政府调节，又要发挥市场调节在资源配置中的重要作用。

4.2　公立医院属性对财政补助的影响

公立医院有很多属性，如产权制度属性、所提供服务的属性、机构属性、社会组织属性等，笔者在实践中深深地感觉到公立医院的机构属性和医疗服务属性是决定财政补助的前提和基础，所以，本节主要分析这两个属性对公立医院财政补助的影响。

4.2.1　长期以来，财政对事业单位提供资金补助

在我国，公立医院属于事业单位，除了医院自身有医疗和药品收入来源外，政府通过不同的形式对它提供补助，以减轻医院的负担，减少患者缴纳的医疗费用。政府对公立医院提供补助的主要依据是公立医院提供基本医疗服务的数量以及基本医疗服务的公益性质。为了维护其公益性质，我国长期以来对医疗服务定价进行一定的限制，将医院收费限定在一定的水平上，医院由此造成的减收以及发展所需资金由财政进行补助。

4.2.2　当前，社会对公立医院财政补助的合理性提出质疑

公立医院与政府补助这种天然联系的合理性问题，在计划经济时期没有引起社会的广泛关注。当前，在社会主义市场经济条件下，社会办医得到较大的发展，成为提供医疗服务的重要力量，无论是办医院的社会力量还是研究界，都开始对政府向公立医院提供财政补助提出了质疑。一种观点认为，政府应当从公平的角度，通过购买服务的形式，对公立医院进行补助，以此改变长期

以来的直接投入补助方式。只要能提供基本医疗服务，无论是当前的政府办公立医院还是社会办医，都应当平等地接受政府的补助，这样更能促进市场主体的公平竞争，也有利于提高医疗服务市场的效率。另一种观点认为，医疗服务不同于普通商品，改革开放30多年的实践证明，医疗服务的提供不能走市场化道路，政府要直接办医院，为医院提供较好的经济保障，以此维护基本医疗的公益性质。而且，秉承这种观点的人还以发达经济国家公立医院作为例子，提出外国政府对公立医院提供了良好的资金保障，据此将目前的“看病难、看病贵”问题很大程度上归因于政府对公立医院实行的市场化改革取向和对公立医院财政补助的不足。

4.2.3 启　示

从前面公益性基本概念的分析中可以看出，为了体现基本医疗服务的公益性，国家对公立医院实施了很多政策来确保其所提供基本医疗服务的公益性质。公立医院的事业单位属性源于我国的特殊体制，政府对公立医院提供财政补助的做法也是公立医院一出现就开始的。例如，20世纪60年代，我国对公立医院实行包工资的做法，即公立医院工作人员的工资实行由国家预算开支，范围包括医院（综合医院、教学医院、专科医院、儿童医院和妇产医院）工作人员的基本工资和3%的附加工资（福利费1%、工会经费2%），其余各项开支仍由医院收费解决。这种做法在当时对于维护医院发展起到了积极的作用。医院实行包工资后，国家对医院的补助额增加了，很多地区根据实际情况，适当地将其用于降低医疗收费、增加必要的医疗设备和发展医疗事业。在降低收费时，常常是门诊少降、住院多降，一般医疗费少降、手术费多降，以体现轻病少降、重病多降的精神。医疗机构的药品、材料，一般按照医药供应部门规定的批零差价原则，即按批发价购进，以零售价售于病人。这些举措都有利于落实医疗服务的公益性质。由此可见，医疗服务公益性与公立医院财政补助之间存在一定的联系。

但是，随着经济社会的发展，尤其是随着社会办医的崛起，人们开始思考，基本医疗服务的公益性是否必然等同于公立医院的公益性。目前，从财政体制上来看，社会办医与政府没有必然的财政缴拨款关系。从产权性质上来看，社会办医利用的是民营资本，所以只能通过提供基本医疗服务，以政府基本医疗保险或公共卫生服务费等形式获得财政补助。尽管这样，实践中并不缺乏社会办医提供良好基本医疗服务的范例。面对这样的实践案例，我们不得不重新思考，如果以保障基本医疗服务为出发点，那么是否还需要政府继续保留多年来存在的对公立医院进行直接投入的做法，即是否需要继续保留“养机构、养人头”的做法。

长期实行传统公立医院补偿政策，导致卫生经费和基建投入太少。医院较好地体现了社会主义福利事业的性质，通过低收费体现了社会主义制度的优越性。1958—1981 年曾 3 次大幅降低医疗收费标准，而对降价造成的亏损，国家结合财力进行适当的补助。改革开放 30 多年，这种对医院人员基本工资进行保障的做法依然在很多地方执行，这常常引起人们对财政资金使用效益的质疑。笔者认为，一方面，基本医疗服务的公益性质已成为社会共识，公立医院作为基本医疗服务的提供主体理应得到政府补助；另一方面，公立医院财政补助方式不能简单化，应当努力切断公立医院凭借其事业单位性质而享受比社会办医特殊的财政补助政策，改变公立医院与财政补助的天然联系。今后，政府可以通过价格、医保、财政和医院等综合改革，确保基本医疗的公益性质。市场经济体制对财政补助提出了更多的资金压力和挑战，凭借基本医疗服务的公益性和医院事业单位的属性，来延续计划经济时期的“养人头、养机构”的做法，在实际中很难真正维护基本医疗服务的公益性质。

4.3 公立医院补偿机制对财政补助的影响

4.3.1 公立医院补偿渠道

目前，公立医院补偿主要有以下 3 个渠道。一是财政补助，也就是对医院提供的基本医疗服务进行补助，可以直接补助医务人员的工资、医疗设备或者医院的基本建设等方面。根据各地的政府财力差异，公立医院财政补助的水平也不一样。二是医疗服务收费。医院对患者提供诊断、检查、化验等服务，从而获得医疗收入。三是药品差价收入。长期以来，我国实行批零差价，医院售药获得加成收入。多年来执行的药品加成政策成为医院开大处方的制度诱因，随着医改的逐渐深入，2017 年全国公立医院将全面取消药品加成，预计可为患者节省药品费用 600 多亿元。医院药品因加成取消导致的减收，将通过医疗服务价格调整、财政补助等方式加以弥补。自1997年以来，我国建立了基本医疗保险制度，目前实现了全覆盖。医院所获得的基本医疗服务和药品服务收入，很大一部分是通过基本医疗保险基金支付的。

4.3.2 医院收费、医保收入与财政补助的关系

长期以来，我国实行压低服务价格的供方筹资政策和“以药补医”的卫生补偿政策。医疗收费中不设劳务收入，大量技术劳务价格长期低于成本，基本医疗服务收费标准受到政府物价部门的严格控制，没有随着社会经济发展进行相应的调整，只对一些应用新仪器、新设备和新开展的医疗诊治服务按照成本制定收费标准，由此引发了医院过度依赖药品批零差价和大型设备检查收入取得补偿，助长了医疗行业收取红包、回扣等不正之风，导致了以大处方、高价药、重复检查为代表的诱导消费和过度医疗等行为。①

医疗服务应由政府定价，医疗成本应由市场决定，收入和支出之间的差额靠财政补助、医保取费和患者个人支付弥补。医保取费取决于医保政策和医保基金的收支情况。对于基本医疗保险，财政每年都给予一定的补助，进入统筹基金。基金的规模决定了医疗保险的保障水平，决定了医院的医保报销政策。

在医疗服务价格和成本一定的情况下，医院获得的患者自费收入、医保收入和财政补助之间存在此消彼长的关系。

---

① 郑大喜．公立医院管理体制改革的经济学视角［J］．医学与哲学，2005（5）．

4.3.3 改革的方向

从财政资金供给和需求方面分析，财政资金对基本医疗保险的投入属于补需方，也就是对参保人员的基本医疗服务需求支出进行补助，直接受益的是参保方。财政资金对公立医院的直接补助属于补供方，从资金的使用效益来看，财政资金补助需方比直接补助供方更能够调动医院加强医院管理、提供优质医疗服务的积极性。但是，由于我国医院长期以来的事业单位管理体制，财政对公立医院存在缴、拨款关系，所以，政府对公立医院进行直接补助在短时期内还不能够改变。从长远来看，政府加大对需方的补助是一个改革趋势。随着社会办医承担的医疗服务数量增多，也会倒逼财政改变对公立医院的补助方式。

4.4 公立医院管理体制对财政补助的影响

4.4.1 长期以来，我国实行公立医院管办不分的管理体制

从我国公立医院的产生过程来看，新中国成立之初，政府直接将一些旧政府医院或慈善医院转变为公立医院，后来政府直接投资兴办一批公立医院，直到改革开放之前，社会办医没有得到较好的发展，形成了单一的公有制办医体制。政府既承担卫生事业宏观管理职能，又承担直接兴办公立医院、提供医疗卫生服务的职能，这种管办不分的管理体制一直延续至今。

计划经济时期，医疗卫生资源的配置服从政府的计划调控，

医疗资源匮乏，能用于医疗卫生事业的社会资源也极为有限，所以，政府集中财力兴办医院对于短时期内更好地满足群众看病就医需求起到了积极的作用。但这种政府管办不分的管理体制也存在明显的缺陷，医院过分依赖于政府投入，主要由政府办医院，政事不分，社会资金的投入存在体制性的障碍，造成了资源配置效率低下，加上政府投入不足，使医院发展受到限制。

4.4.2 公立医院管办不分的管理体制亟待调整

改革开放以来，国民经济得到了较快的发展，社会资源日渐丰富，社会办医成为提供医疗服务的重要力量。经济越发展，政府医疗卫生管办不分管理体制的弊端日渐凸显，主要体现在公立医院从自身经济发展的需要，对政府投入提出了越来越高的资金需求，政府面临越来越大的财政投入压力。而且，随着医院规模的日趋扩大、新医疗技术的应用，劳务支出和医院运营成本越来越高，政府投入难以成为医院发展的依靠，政府投入占公立医院总收入的比例越来越低。

同时，社会主义市场经济体制的建立和发展为建立以公立医院为主导、社会办医共同发展的办医体制提供了政策依据和经济基础。政府对公立医院有投入，对社会办医却没有投入渠道。同样提供基本医疗服务，但社会办医和公立医院在实际中享受着不同的政策待遇，包括市场准入、医保、人才培养和财政投入等政策。多年来，社会办医在准入上存在玻璃门，社会资本申请办医院时，政策上允许但实际上各种准入条件的限制使其望尘莫及。因此，管办不分的医疗卫生管理体制对社会办医实际上是不公平的。

4.4.3 公立医院管办分开、政府宏观管理职责与出资人职责分开，是未来的改革方向

对于公立医院管理体制存在的弊端，我们应当有正确的认识，不能一味地抱怨、把所有责任都推到体制上，而是要量力而行，积极推进改革。从未来发展来看，在宏观经济体制改革的推动下，各级医疗机构应当成为平等的市场经济主体，政府卫生事业管办不分的体制亟待改变，政府主要是侧重于宏观卫生管理和医疗卫生监督，并通过政府购买服务的方式进行相应的补助。由此，公立医院管理体制的调整，意味着政府对公立医院财政补助方式的改变，由直接投入转向间接投入。考虑到公立医院资产属于国有资产，政府可以实施政事分开，成立专门的资产管理机构，承担对公立医院资产进行监督管理和实现保值增值的职能。2009 年国家实施新医改以来，很多地方积极推进公立医院管理体制和内部运行机制的创新，较好地解决了公立医院管办不分、政事不分的问题，为全面推进公立医院管理创新积累了经验。

4.5 公立医院行业因素对财政补助的影响

4.5.1 医疗服务行业的特征

我的一位从医多年的朋友告诉我，医疗行业是一个“饿不死又吃不饱”的行业，赚取的是社会平均利润。基本医疗服务的公

益性决定了这个行业不允许成为暴利行业，同时，由于医疗服务人人的需要，医院和医生的收入即使低也低不到哪去。我觉得这是一句大实话。

医疗服务行业有以下特点：一是医患双方对所提供的医疗服务的相关信息不对称，医生可以出于自身利益创造出额外需求，这就是常说的医疗服务诱导需求。二是由于我国医疗服务保障整体水平还不高，医疗服务市场还处在成长的初期，医疗行业具有较大的潜力，还处在较好的成长阶段，医疗总费用还会呈现出不断增长的趋势。医疗费用的增长会要求财政补助的增加。三是医疗行业的需求具有复杂性，虽然政府区分了基本需求和特需，但是实际中很难有相对科学的区分，对于任何一个患者而言，只要得病了，就希望能够得到救治，就需要医药费用支出。所以，政府在提供医疗补助时很难确定应当对哪些医疗服务提供相应的补助，以减少患者的费用负担。四是医疗服务行业体现了最基本的民生需求，政府对公立医院的补助没有一个明显的上限，如果有，那就是政府可供财力。而且，随着经济社会的发展，用于医疗服务的补助支出还在不断增长。目前，我国医疗产业产出占 GDP 的 5.5%，而美国达到了 15.5%。

4.5.2 行业特征与财政补助的关系

目前，公立医院是医疗服务市场的主体，社会办医还处在成长的初期。所以，医疗服务的需求增长增加了财政补助的压力。医疗服务是一个技术含量较高的行业，新技术的应用会增加医疗费用的支出，增加财政补助的压力。从行业利润率来看，目前，大多数公立医院经营亏损，根本谈不上利润，主要依靠财政补助维持正常的运营。亏损的原因很复杂，长期以来有人把它归结为公立医院经营管理不善、医疗服务不讲成本核算、不确定合理的医院发展规模，所以，从财务报表上看医院管理很不合理。而且，尽管医院经营亏损，但医院人力成本还较高，也就是医务人员的收入水平相对较高。卫生行政管理部门对医院亏损并没有过多关注，更没有建立相应的问责制度，所以院长对医院亏损没有责任，亏损反而成为医院向财政部门申请补助的理由。我国长期以来形成了公立医院占绝对比例的医疗体制，如果不大力发展社会办医，并对公立医院进行体制创新，那么财政只会面临越来越难以满足的资金需求。在美国，社会办医是主体，政府举办的公立医院主要是向经济比较困难的弱势群体，如老人、残疾人等提供基本医疗服务，其政府保障体制值得比较和借鉴。完善我国公立医院财政补助政策，需要既考虑医疗服务行业的特点，又着眼于加强对公立医院的内部管理，降低运营成本，提高服务效率，增强医院成本核算的理念，更重要的是积极推进体制创新，控制公立医院的发展规模，杜绝医院负债经营。在目前的管理体制及行业特征下，医疗服务行业离不开财政的支持，但是财政不能对公立医院进行包办。

4.6 公立医院运行机制对财政补助的影响

4.6.1 运行机制的内容及现状

公立医院运行机制包括公立医院治理结构、用人制度、分配制度、监督考核等多个方面，围绕提供医疗服务的目标，公立医院通过这些运行机制，实现医院人、财、物的有效配置。公立医院管理体制决定了公立医院的运行机制，不同的运行机制会要求不同的财政补助政策。从另一个角度来说，财政补助在不同的医院环境下会产生不同的政策效果，实际中不乏这种案例。

——法人治理结构

公立医院法人治理结构是去行政化改革的关键。法人治理结构的核心是应建立以理事会（或董事会）为核心的决策和运行机制，实现决策、执行和监督的相对分离。在该机制下，医院理事会负责决策，院长团队负责执行。理事会和院长团队的工作目标是接受上级政府的监督考核，维护基本医疗服务的公益性质，并完成国有资产保值增值的职责。医院要持续提高效率，不断提高市场竞争力，通过竞争获得更多的收入，通过竞争吸引人才，通过竞争赢得患者。

——用人制度

随着公立医院改革的深入推进，便民门诊、优质护理等工作大大增加了医务人员的编制负荷，原有编制配备已不能适应现有的需求。公立医院改革成功的关键之一是推进医院事业单位改革，而事业单位改革的关键是人事制度改革，总体原则必须是促进人力资本的市场化，让医生价值通过正常方式得到体现。因此，改革必须打破目前事业单位的身份制管理模式，建立社会化福利保障机制，取消行政级别，促进人才流动。

——收入分配制度

公立医院改革中，人事分配制度改革是核心。在现有的体制下，医院新增人员多为编制外人员，在工资收入、养老待遇等方面与编内人员存在较大的差别，双轨制甚至多轨制的用工政策不能实现同工同酬。促进市场化改革，打破事业单位的身份管理体制，促进公立医院参与公平的市场竞争，收入分配制度将自然形成和发展，这种建立在市场经济体制基础上的收入分配制度才是可持续的。

——绩效考核制度

公立医院绩效考核的核心是运行效率的考核，作为公办社会组织，公立医院有责任管理好国有资产，因此，理事会对管理团队的考核核心是国有资产运行。至于费用控制、公益性、工作量方面的考核，完全可以通过支付合同，按照市场规律来实现，推行行政化的考核不会有好的效果。

——便民服务制度

在进行公立医院体制机制创新的同时，要本着给百姓带来实惠的原则，积极推进各项便民服务制度改革。只有百姓认可的服务，才能给医院带来收入，促进医院发展的可持续性，在市场竞争中立于不败之地。例如，解决挂号排队、取药排队和候诊时间长的问题，实行预约挂号、延长出诊时间、增加诊断时间等。

4.6.2 运行机制与财政补助的关系

公立医院的运行机制从本质上来看，属于组织制度的范畴。一个良好的制度一定要服从制度设计要实现的目标。公立医院制度的目标就是要维护基本医疗服务的公益性质。公立医院的公益性、发展规模、数量，以及运行体制和机制直接关系到政府投入和财政保障与补偿。确保公立医院的公益性是政府保障公众健康和防控疾病的重要职责，它需要通过明确落实政府投入责任和财政保障与补偿机制实现。公益性越强，需投入和保障与补偿的资源越多。

医院的发展规模、数量与区域疾病普通化、人口数量与结构、医疗卫生服务需求有着密切的关系。如果忽视这些因素，单纯追求医院发展，则会极大地增加财政负担，造成巨大的浪费。医院管理体制与运行机制对财政补助也有直接的影响。医院目前的事业单位行政管理僵化、低效，压抑了积极性，而法人治理结构灵活、高效，能调动积极性和创造性。很多地方政府对公立医院财政人员的补助与医院编制直接挂钩，编制多，则人员经费补助多，由此，很多医院都在争取编制，从而争取人头费补助。这种财政补助与人员编制挂钩的做法，并没有体现财政资金的使用效益。医院收入分配执行事业单位的相关制度，没有体现多劳多得、优劳优酬的原则，实际中又存在医院自行发绩效奖励、缺乏统一的标准和规范的现象。医院的收入分配直接影响医院的资金支出，对公立医院财政补助形成了压力。医院便民服务很有必要，但是提供的便民服务越多，对财政补助的需求也会越大。例如，医院提供优质护理服务会增加人力成本，相应地要求政府提供更多的财政补助。因此，医院运行机制应当规范、合理。

4.7 公立医院财政补助对医患关系的影响

从表象上看，公立医院财政补助与医患关系没有直接的联系，但目前有些人将医患关系紧张一定程度上归因于政府对公立医院的财政补助。因此，本节对这两者的关系进行思考。

4.7.1 医患关系成为当前的社会焦点和难点

近年来，我国出现了很多医患纠纷，医患矛盾问题被推到了风口浪尖。在这样的背景下，社会各界对医患关系进行了深入思考。医患关系根本上是医疗服务关系，核心利益是疾病诊治能力。医疗服务的核心部分，是指医疗服务产品为满足消费者某种需求所必须具有的功能和效用，是消费者进行医疗服务消费时所追求的中心内容。目前，医患关系紧张、医患纠纷频发，已经成为有目共睹的事实。

对于医患关系紧张，有人认为是看病贵造成的，有人认为是公立医院财政投入不足造成的，还有人认为是媒体的有意炒作造成的。总之，不同的人会有不同的看法。

4.7.2 关于促进医患关系和谐的思考

财政补助是医院的重要收入来源，患者接受医生提供的服务，同时缴纳相关的费用，既包括个人自付也包括医保的付费，所以，患者支出是医院收入的来源之一。由于财政对医院提供补助，同时医院通过服务获得一定的费用。在医院支出刚性的情况下，政府补助多，个人负担就少。所以，一些人将医患关系紧张归因于财政投入不足。笔者从工作实践中深深地感觉到，医患关系紧张存在很多方面的原因，目前尚没有经验数据能表明医患关系紧张和财政投入不足有直接的关系。缓解医患关系绝不能仅靠简单地增加财政投入，而是既要争取社会理解和支持，又要通过加强医院管理，创新医疗服务体系，增加医疗服务资源，更好地满足患者的需求。衡量一个国家的医疗卫生制度绩效的指标一般包括 3 个方面：一是覆盖率、公平可及性；二是服务效率、机构运行效率；三是服务质量，包括患者满意度等。所以，要全方位推进医疗卫生体制建设，才能从根本上缓和医患关系。

根据最高人民法院的统计，2016 年全国医疗纠纷数量较 2015 年下降了 6.7%，人民法院受理的医疗损害赔偿案件下降了 7.5%。①

① 资料来源：http：//news.xinhuanet.com/health/2017-02/24/c_ 1120520389.htm.

5　破解公立医院财政补助困局的案例分析（一）

5.1　引入商保专业管理，提高医保待遇水平

A 市为经济欠发达地区的地级市，城乡居民医保参保人员有 500 多万人，其中城镇居民 50 多万人，其余为农村居民。在建立城乡居民一体化医保制度前，城镇居民医保由市人力社保局管理，新农合由各区县卫生部门管理。2009 年 A 市拟对医保制度进行改革，建立市级统筹的城乡居民医保制度时，遇到的最大问题是政府财力有限、社保部门管理力量不足。改革中，A 市大胆引进了商业保险公司的专业化管理，顺利实施了城乡居民医保一体化，并以较低的财政补贴和个人缴费实现了中等偏上的保障程度。

5.1.1　主要做法

（1）缴费分拆成“管理+经营”两部分，放大保障效应

A 市城乡居民医保个人缴费分为高、低两档。政府把个人缴费拆分为两部分：一是用个人缴费的 85%继续参保基本医疗，商业保险提供无偿管理服务；二是用个人缴费的 15%购买大额医疗补

助保险。在没有拆分保费之前，低档缴费的个人只能享受 1.5 万元保障限额，拆分保费后，保障限额由原来的 1.5 万元提高到每年的 5 万元、高档缴费的个人能享受到 8 万元，其中 1.5 万元以下的费用由医保经办机构支付，1.5 万至 5 万元（或 8 万元）的费用，由商保管理的大额医疗补助保险支付。

（2）基本医疗和补充医疗一体化管理，可降低运营成本，发挥商保的专业优势，减少“跑冒滴漏”

社保部门、商保实行合署办公，统一办公窗口，统一信息化平台，统一结算，对参保患者从入院到出院进行全程监控服务。A 市引进商保专业管理，主要是充分发挥商保在专业人才、技术服务等方面的优势，在确认参保人住院身份、定点医院医疗费用监管、协查异地住院费用等方面，实现工作重心下沉、经办服务前移。商保组建的专业医生检查队伍和赔案审核队伍，一部分长期派驻就医人员较多的 4 家三级甲等医院，其余开展流动巡查，主要检查冒名就医、挂床、过度医疗、不按规定开处方等虚假的和不合理的医疗消费问题。商保提供的服务很人性化，如每个病人住院后，商保都会派人前来探望，并送来一束鲜花，同时核实病人的真实身份。对异地住院费用协查，商保充分发挥了在其他地区分支机构的作用，比较便捷地核查了参保人员在外地发生的医疗费用。

5.1.2　成　效

（1）专业管理，节约政府支出

A 市实行城乡居民医保一体化制度，医保部门要接管新农合参保 488 万人，按照 10000∶1 编制比例测算，医保部门需要增加近 500 人的编制，这些人员的工资和各项办公费用每年至少要增加支出 1000 多万元。政府通过引进商保，在没有增加人员编制和经费的情况下，就顺利启动了改革。

随着医保待遇的提高，医疗费用支出也会增加，医保要求政府财政补贴的压力加大。A 市医保通过加强管理、减少不合理支出、提高医保基金使用效率，缓解了要求政府增加支出的压力。根据 A 市政府提供的数据，通过引进商保，2009 年减少的不合理支出占当年居民医保基金支出的 11.6%。如果医保自己管理，资金压力要大得多。

（2）控制费用，规范医疗行为

A 市通过引进商保高质量的专业化管理，及时发现并拒付了各种不合理医疗费用；通过加强对医保定点的管理，规范了医疗机构医务人员的医疗行为。

（3）统一结算，方便参保人员

A 市医保和商保实行统一核算，即参保群众在定点医院看病结算时，个人只需缴纳个人应负担的费用，基本医疗保险和大额医疗补助保险应报销费用全部由医保先行支付给医院。其中，属于大额医疗补助保险应支付的费用，由商保事后支付给医保，减少了商保与医院、个人分别结算的环节，大大方便了群众就医结算。

（4）扩大市场，促进商保发展

商保通过参与医保管理，特别是通过对管理的客户进行二次市场开发，拓展了商保市场，提高了企业效益。2009 年商业保险公司A市分公司业务量由全省系统排名第5名跃升为第1名，占全省业务量比重从6.9%增加到20.5%。

考察中，我们也注意到有些人对A市的经验有一些异议。一是认为从医保基金分出部分费用交给商业保险不符合规定。对于此争议，我们通过调研了解到：从社保基金中切出一小块费用给商保，政府要对商保管理的大额医疗保险费实行全程监管，这是可以探索的做法。二是认为商保是“保赢不保亏”。A市商保2009年产生大额费用透支额，并要求财政提供补助。对此争议，通过调研了解到，当初A市政府与商保的合作是通过签订协议落实的，政府当时知道保费不足，但在财政资金不足、改革有阻力的情况下，市政府为推进这项改革，向商保做出了后期补助的承诺；政府补助是履行承诺，如果是自己管理，需要多支出更多的资金。

5.1.3 启　示

从本案例可以看出，引入商业保险不但能弥补政府对基本医疗保险管理的不到位，而且能减少财政补助的压力，提高医保保障水平，符合医改的方向。

（1）积极探索引进商保的专业化管理

中央医改文件要求：“在确保基金安全和有效监管的前提下，积极提倡以政府购买医疗保障服务的方式，探索委托具有资质的商业保险机构经办各类医疗保障管理服务。”A市经验的核心就是实现高效率、高水平、低成本服务。如果这项工作做得好，就会实现社会各方面多赢：政府投入少、百姓待遇高、医院管理规范、商业保险得到快速发展。各省、市基本医疗保险引进商保工作，可以按照积极、慎重、先行试点的原则，先在1至2个地区进行试点，从政府购买商保的专业化服务入手，待取得经验后，再逐步推开。

（2）大力推进商业保险的发展

中央医改文件要求："鼓励商业保险机构开发适应不同需要的健康保险产品，简化理赔手续，方便群众，满足多样化的健康需求。鼓励企业和个人通过参加商业保险及多种形式的补充保险解决基本医疗保障之外的需求。"

为推进商保的快速发展，商保公司一是要根据群众需要，开发更多适应不同需要的健康保险产品，满足社会需求；二是要通过参与医保经办工作，带动商保的快速发展；三是要加强自身建设，特别是要加强行业信息平台建设，为实现商保和医保无缝对接做好准备。待条件成熟时，就可以实现商保和医保信息平台的对接，实现同时结算，为群众提供更为便捷的服务。

5.2 引入社会医疗保险的国际惯例

5.2.1 医疗保险模式

健康是人类共同的需求，医疗保障制度是保障国民健康的重要措施。从17世纪初开始，人们通过互助组织或者国家医疗救助的形式抵御疾病风险。19世纪工业化革命后出现了医疗保障制度，经过上百年的探索和发展，目前，已有130多个国家通过建立医保制度解决居民看病就医的问题，大多数发达国家建立了覆盖全民的医保体系，主要有以下 4 种类型。

第一种：国家（政府）医疗保险制度，如英国的国家卫生服务保障制度，还有加拿大、澳大利亚、北欧国家等的类似制度，特点是不以收入为参保条件，覆盖所有的居民或部分特定人群。医保由政府主办，作为社会福利向全民提供，通过高税收方式筹资，保障基本的健康需求，且水平较高。

第二种：社会医疗保险制度，如德国、法国、日本等国法定的医疗保险。政府以法律强制的形式引导，由社会主办。雇主和雇员双方缴费，政府适当补贴，全社会共同分担风险，相对比较灵活。保障患者的基本医疗需求，保障水平随国家的经济发展水平不断提高。

第三种：私人医疗保险模式，也称商业保险模式。由政府监管、市场主办，私人保险占了 60%。以美国为代表，主体是纯商业保险模式，看病费用高，但是老年人、退伍军人等拥有国家特殊保障政策。私人医疗保险模式一般作为国家制度体系的补充。

第四种：混合型，即医保制度与免费医疗相结合。具体到不同的国家，个人购买（加入）医疗保险的费用高低不一，看病过程中的花费，如挂号费、检查费、药费、住院费等的免费比例也存在较大差异。一些发展中国家，如波兰、拉脱维亚、立陶宛、爱沙尼亚等国，实行强制医疗保险，医疗保险费由单位替员工缴纳，个人不需缴保费，在公立医院看病时基本医疗免费，特殊病种的手术费、医药费需个人承担。中国、阿根廷、印度尼西亚等国实行医疗保险制度，个人支付部分保费，看病时自付部分费用。南非采取免费医疗和医保相结合的方式，低收入者可免费在公立医院就医，如到医疗条件好的私立医院看病则需自己购买医疗保险。而在撒哈拉以南的很多非洲国家，医疗卫生水平很低；一些提出全民免费医疗的国家，或因医药工业基础薄弱、药品奇缺无法真正实现免费，或者只是针对疟疾等严重流行性疾病实行免费医疗救助等。①

5.2.2 医疗保险费用水平

根据《2010 中国卫生统计年鉴》的数据，在全世界 193 个国家的卫生费用支出中，个人卫生支出为零的国家一个也没有，也就是说，没有一个国家个人看病是不花钱的。个人卫生费用支出占卫生总费用的比例最低的国家是图瓦卢，占 0.2%，偏低的还有所罗门群岛（7.6%）、纽埃岛（1.1%）、古巴（4.5%）。单纯从比例上看不出这些国家的实际医疗保障水平，这些国家的个人负担比较低，只能说明政府承担的医疗费用较高。从统计上看，我们常说的医疗保障好的国家，如英国、加拿大、澳大利亚、日本、美国、德国、印度等国，2007 年个人卫生支出占卫生总费用比例分别为 18.3%、30%、32.5%、18.7%、54.5%、23.1%、73.8%。费用比例最高的国家是几内亚（89%），其他比例较高的国家有缅甸（88.3%）、塔吉克斯坦（78.5%）。193 个国家中个人支出占卫

① 乌日图．医疗保障制度国际比较［M］．北京：化学工业出版社，2003，8；李红梅，等．免费医疗国家原来只是极少数［N］．人民日报（海外版），2012-03-26.

生总费用支出的平均比例为 40.5%。根据《2011 年中国统计年鉴》，2009 年我国个人现金卫生支出占卫生总费用的比例由 2001 年的 59.97%下降至 37.50%，2007 年个人卫生支出占卫生总费用的比例是 55.3%。

5.2.3 启　示

从发达国家的经验来看，建立医疗保险制度是解决看病贵问题的有效渠道，是大势所趋。加大政府对医保的资金引导，有利于促进社会公平和效率。无论是实行国家卫生服务保障制度的英国、加拿大等国，还是实行社会医疗保险制度的德国、法国等国，都以一定的政府强制形式来推进医疗保险制度建设；就连实行私人医疗保险模式的美国，奥巴马也极力推进将没有医保的 3000 多万低收入者纳入医保，实现美国医疗保险制度的人群全覆盖。特朗普总统上台后，2017 年 3 月，美国共和党推出新的医保法案，以废除和取代被称作“奥巴马医保”的“平价医疗法案”，但立即受到不少议员及社会民众的攻击。有议员说，如果新法案使数百万美国人没有保险，那么他们将反对任何新的法案。由此可见，即使在美国，医保对民众也是至关重要的。

从长远来看，我国也应当高度重视社会保险制度的建设工作。自 1997 年以来，我国医疗保险制度建设取得了明显的成就，建立了基本医疗保险制度框架，实现了医疗保险制度的全覆盖。但是从总体上来看，我国基本医疗保险保障水平还有待进一步提高。目前，新型农村合作医疗、城镇居民医疗保险筹资水平总体偏低，而且地区之间不平衡。例如，依据《2010 年中国统计年鉴》，2009 年北京新农合人均筹资 433. 4 元，上海人均 563. 8 元，远远高出 113. 4 元的全国平均水平。另外，医保结算不方便，只能在参保地报销。因此，如何统筹我国城乡发展、建立健全医疗保障体制，是亟待解决的现实问题。国家新医改提出要加快建设医疗保障体系，加快建立和完善以基本医疗保障为主体、其他多种形式补充医疗保险和商业健康保险为补充、覆盖城乡居民的多层次医疗保障体制，从而尽可能从社会范围内筹集资金，以更好地实现医疗保障的公平性和合理性。

5. 3 引入社会资本，提供基本医疗卫生服务

B 市为地级市，常住人口为 694. 98 万，其中本地户籍人口为 174. 87 万，外来常住人口为 520. 11 万。此外，还有海外华侨和港澳同胞 90 多万。近几年，B 市为解决外来人口迅速增多导致的公立医院力量相对薄弱、群众就医难的问题，加快了民营医院的发展。

5. 3. 1 主要做法

（1）出台鼓励民营经济发展的政策

2006 年 7 月以来，B 市先后下发了《关于促进民营经济发展的若干意见》《关于实施民营企业经营管理者“111”工程的意见》，加大了对民营经济的支持力度，包括对民营医院的支持力度。对符合卫生发展规划、为群众提供基本医疗服务和促进医学

发展的民营医院，在注册登记和医保准入上给予与公立医院同等的待遇，在税收和使用土地上给予优惠政策，鼓励社会资本参与公立医院改制，鼓励发展有规模、有档次、有特色、有市场竞争力的专科医疗机构，与政府公立医院形成合理的“错位竞争”，大力推进社会办医事业的发展。

（2）进行合理区域卫生规划

B 市严格按照《B 市区域卫生规划》的要求，对医疗机构进行了合理卫生规划设置，避免医疗机构重复设置，为民营医疗机构发展留下了合理空间。

（3）在注册登记上实行平等准入

政府明确了在符合《医疗机构管理条例》等卫生政策法规和《B 市区域卫生规划》的前提下，任何民营企业或个人均可以投资兴办医疗机构。

（4）提供便捷的经办服务

政府先后对综合性医院、专科医院和个体诊所的申办程序和要求进行公告，在市卫生局办公大厅公示了“医疗机构申办程序”，还成立了专项受理办公室进行接待。

5.3.2 成　效

（1）民营医疗机构得到了快速发展

B 市民营医疗机构有 319 所，占全省医疗机构的 12.9%，其中医院 27 所、分院 2 所、门诊部 169 所、诊所 99 所。加上已批准设置正在筹建 9 所，待建成运作后，民营医院将达 36 所，占全省医院总数的 44.4%。2010 年第一季度，全市民营医院门诊量为 87.1 万人次，占全市医院门诊总量的 12.1%；入院总人数为 3.2 万人次，占全市入院总数的 19.3%。

（2）扶持了一批颇具影响、信誉高的医院

一批民营医院发展迅速，已成为规模较大、技术力量较强、在省内外颇具影响力和社会信誉度的医院。

5.3.3 启　示

B 市民营医疗机构能够发展起来，主要原因是当地政府提供政策扶持，进行合理区域卫生规划，给民营医疗机构发展留下了合理空间，并给予民营医院与公立医院一视同仁的政策。本案例表明，社会办医与政府公立医院可以互为补充、共同发展。政府负责统一规划，积极开展引进社会办医试点，主导本地区医疗卫生事业发展。在一些人口集聚的新城，医疗机构建设滞后，群众就近就医困难，可以引导社会办医，试点建立民办区域医疗中心，待取得经验后，再逐步推开。社会资本有效弥补了当地政府财政资金对医疗卫生领域投入不足的缺陷。

5.4　美国德州医疗中心建设模式剖析

2011 年 12 月，笔者随团考察了位于美国休斯敦的德州医疗中心（Texas Medical Center），先后参观了赫尔曼康复医院、赫尔曼儿童医院和德州医疗中心管理委员会，了解到的情况对研究公立医院财政补助政策提供了启发。

5.4.1　德州医疗中心基本情况

德州医疗中心是全世界最大的医学和科研中心，一共有49个成员单位，包括25所政府办机构和24所私立医疗机构，全部是非营利性质，面向全球提供高水准的临床、预防、科研和教育服务。中心有21个学术研究机构、14家著名医院、3所医学院、6所护士学校，还有牙医学校、公共卫生学院和药学院。

德州医疗中心占地超过1000英亩，拥有162座楼宇、6800张床位和600张童床，2010年门诊量达到600万人次，其中国际病人1.8万人次，日门诊量16万人次，手术量15.3万例，分娩量2.8万例。2010年雇员超过9.35万人，其中有2.52万（约占27%）雇员有超过10年的工作经历，超过2万人拥有MD、PhD和其他博士学位，约有2000名来自全世界各国的访问学者、科学家、研究人员和工作人员，每年创收约140亿美元，提供12.15万个就业机会。

德州医疗中心的三大核心功能为医学教育、医疗研发和治疗服务，相关的配套机构和行政机构非常完善。治疗服务项目包括癌症诊疗、心脏手术、器官移植、退伍军人医院、康复中心、儿童医院、女性健康服务、临终关怀、预防保健等。

德州医疗中心的成员单位虽然都是非营利性质，但这并不表示没有利润。医学院校的运营目的不是利润，但有利润有助于促进其自身发展，能够得到政府基金、社会基金或奖金资助当然更加理想。德州医疗中心的日常管理部门既不是这些医疗机构的领导也不是它们的所有者，中心内的私营医疗机构不需要向日常管理部门报告，只需要向医院董事会报告，政府医院则需要向联邦或州政府报告。日常管理部门主要是做行政工作，如协调医疗机构和医学院校开展合作，实施统一管理、统一联络；对医院水电实施统筹使用、统一处理垃圾。日常管理部门由议员、管理员、医生代表、护士代表、劳工代表组成。他们代表自己的董事会或管委会，受这些机构指派参加医疗中心管理工作。如中心日常管理部门下设的公共关系委员会有97名成员，由各医疗机构派出1~2名代表组成，只起到联络、交流的作用，并没有任何权力决定医疗单位如何运作。成立这个机构主要是为了加强成员单位相互之间的联络。机构运营靠停车场、土地、办公室租金收入维持。医疗中心一定是非营利的，以提高病人的健康水平作为前提，依托许多新技术的应用，接待过世界上130多个考察代表团。

目前，医疗中心引进新的医院时，主要考虑该医院对中心是否有辅助作用，是否会使中心医术更高。例如，目前中心已有5个护校，另外两个想进入。这两个护校有自己的特点，虽然这会在一定程度上加剧竞争，但是这两个护校是专门注重心脏病、新生儿、老年病、重症护理，出于服务多样化、完整化的考虑，中心同意它们入驻。

医疗中心相对独立于政府，只有一个人可以管它，就是州司法部长，看运作是否公平合法、是否存在种族歧视。医疗中心的土地是慢慢扩展而来的，开始是通过捐赠，后来也有政府赠予的，但都归属于中心。医院进入，每年交土地租金1美元，租期198年。如果医院不合格，中心就收回医院地上物，包括医疗器具。

医院要符合政府章程，如果违规，例如分红，那么就要失去执业许可。医疗中心是基于人道主义精神创立的，这个宗旨将永远不变。医疗中心内的研究成果、医疗设备、专业人员以及交通等事项内部管理很方便，可以共享共用。

美国营利和非营利医院的划分标准是由联邦税务局制定的。营利和非营利医院的差别在于利润如何处理。非营利医院是把挣来的钱用于提供更多的服务，营利医院则是给股东、投资人分红。营利医院第一没有急诊，第二没有妇产科，第三看病一定要有保险。医疗中心年年有收入总预算，包括学校和医院。医学院校的收入没有增长率要求，收到的最大金额校友会捐赠曾一次达到1.25亿美元。因为基督教有传统，人在去世前要将财富捐赠出去。很多时候，医院给没钱的患者就医，政府也不进行补助，每年年底用慈善、个人捐赠弥补赤字。政府对没钱病人的资助，要求医院提供看病的证据，而且由政府决定资助的程度。

5.4.2 赫尔曼纪念医院的基本情况

赫尔曼纪念医院（Memorial Hermann Hospital）是德州大学休斯敦健康科学中心的重要附属医院，2007年迎来了它的百年院庆，当年住院人次13.18万，门诊人次51.51万，急诊人次33.99万，直升机救助人次2960，新生儿接生人次2.4万，职工人数1.9万，医生人数4000。

赫尔曼纪念医院是在德州医疗中心成立的第一所综合医院，它率先开展了心导管技术、空中救援、烧伤治疗、肝移植、机器人手术。

赫尔曼纪念医院是全美最大的非营利性质医疗集团，也是德州大学医学中心最主要的教学医院，这保证了它的医生是循证医学和用最前沿的医疗科学技术行医。赫尔曼纪念医院拥有多个分支医疗机构，包括国际部、心血管中心、神经治疗中心、骨科和运动医学中心、癌症治疗中心、移植中心、外科中心、儿童医院、妇科中心和康复中心。其中康复中心被认为是全美顶尖的医院，1991 年以来，它连续被评选为“美国最好的医院”。

赫尔曼康复中心有 109 个床位、6 架直升机，大部分病人是从其他医院急救治疗后送过来的。10%～15%的病人是从家里送来非急救的，50%～55%的病人有自己的私人健康保险，20%～25%的病人有政府保险，8%～9%的病人属于低收入者。很多病人经过治疗不能恢复正常生活，所以政府制订了残障保险计划。如果在美国工作过一段时期，在工作时每月交的保险就变成政府健康保险（Health Insurance）和社会福利养老金，用于老人和残障人的医疗保障。对于没有工作的人，则通过残障计划（Medicare）来保险。美国法律规定，任何医院都不能拒绝接收急救病人，但如果继续治疗就要交费。

赫尔曼康复中心的土地属于捐赠用地，只拥有使用权，而且只能用于医疗，不能以营利为目的，医院自身可以不付税，但要代职员付雇员税，而且要收治很多低收入患者或提供社区服务回报社会。康复中心最大的目标是让每个人恢复自己正常的生活，减低政府的负担。康复中心有脑康床位20多张，很多病人要求中医治疗，但是中心提供不了中医服务。在康复中心的一个分院有中医住院医师。现在越来越多的美国医院开始研究中医。在美国，医生是自由人，可以被医院聘用，也可以开私人诊所，还可以租用医院的医疗设施。赫尔曼医院所有的医护人员都是正统医学院毕业，他们在治疗病人的同时也指导学生。

赫尔曼医院理事会人数不多，下设委员会，医院属于财团法人。医院理事会只决定医院职员的薪水，不决定医生的薪水。一些医生只租用房间，把病人费用寄给保险公司。对每个病人单独管理，病人会收到医院账单，如输氧费等，但账单由医生自己管理。在军医院，医生有固定薪水。在公立医院，没有私人保险的患者可以就医，医生由政府给薪水。患者住院用药由医院供给，门诊医生给患者处方，到医院外面买药。如果患者家里有药，要经过医院同意才能带进医院使用，一般而言，医院药品有20%的利润，器具有15%的利润。

5.4.3 美国政府对德州医疗中心建设的支持

美国联邦政府、德州州政府以及休斯敦市政府都给予德州医疗中心发展很大的帮助和政策支持。德州医疗中心与政府联系紧密。中心设有专门的政府事务咨询委员会，负责处理与政府和立法有关的事宜。他们所提出的建议会同时提交到医疗中心不同的部门以及美国政府有关部门。1993年的美国医疗改革也给医疗中心带来不少好处，尤其是医生福利薪资方面。赫尔曼医院康复中心的成立就得益于美国卫生部、教育部和养老部门的支持，康复医院当今已经发展为一个面向全国进行职业病康复研究和教育的中心。1985 年，赫尔曼医院康复中心还被美国国家残疾人研究院和康复研究中心指定为全国残疾人自理生活研究和训练中心，得到进一步的发展。1966 年，医疗中心接到国家卫生研究院（NIH）捐助的 100 万美元，专门用来策划和支持德州心脏病、癌症和中风治疗计划。1989 年，中心与休斯敦市政府协商讨论签署了医疗中心停车管理条例。此后，医疗中心拥有了专属的停车场并解决了周边停车场的问题。2005 年联邦政府向医疗中心捐助了 250 万美元，用于建立移动医疗救护中心和购买设备。

5.4.4 启　示

与我国公立医院相比，德州医疗中心从属于不同的国度、面对不同的体制和不同的政策环境，虽然政府给予政策支持，但并没有包办，中心同样能发展良好，起到保障患者健康的作用。由此可见，财政补助不是决定医院发展好坏的决定性因素。

德州医疗中心发展成为全世界最大的医学和科研中心，不是一朝一夕之事，而是经历了近 70 年的积累和发展。它的产生最初并不是政府行为，但政府也起了至关重要的作用，尤其是在医疗用地、医疗服务税收等方面给予了中心大力支持。

德州医疗中心从建立之初就定位为非营利性质，这既为中心的发展赢得了很多资金和政策优惠，又为医疗中心收治低收入患者和提供社区医疗服务提供了制度保障。而且，医疗中心对非营利医疗机构的管理非常严格，营利不能用于分红，只能用于提供更多的服务，这就为医疗机构的发展提供了资金来源和保障。我国虽然也存在营利和非营利医院之分，但实际上在非营利医院转营利医院方面缺少政策监管，存在政策漏洞，这成为很多非营利性医疗机构热衷于转营利性机构的原因。

美国的医疗机构大多数是私立医院，公立医院只对弱势群体提供基本医疗服务，而且针对这些群体有残障计划。针对当前我国公立医疗机构占绝对主导的医疗结构，要进一步大力发展社会办医，调整医疗服务市场结构，培育更多的社会医疗机构主体，与公立医院形成竞争，以提高我国医疗服务的效率和质量。

德州医疗中心的医疗技术领先世界，既为它赢得了世界范围内的病源，也为它发挥促使强者更强的作用提供了保障。这很大程度上得益于医疗中心积聚了一大批技术先进、服务一流的医疗机构和医学院校，形成了良好的研究和技术创新的氛围。我国公立医院有责任也有义务，担当起打造亚洲甚至世界医疗中心的神圣使命，充分挖掘和利用好丰富的医疗资源，为我国医疗技术领先世界贡献力量。政府则可以在医疗用地、税收优惠、资金投入、人才引进等方面提供支持政策。

美国的急救设施设备很先进，一些医院还添置了急救直升机，大大提高了急救效率。赫尔曼医院领先世界的先进的腹腔镜机器人手术技术，能够有效地减轻病人痛苦，提高手术的成功率，也值得我国学习和引进。康复中心的设施设备非常人性化，有专供康复练习用的厨房、游泳池，以及多位护理服务一位患者的精细护理等，这都反映出美国医疗服务的标准化、规范化和人性化。儿童医院环境温馨，墙壁上还有姚明投篮的画像，可以使儿童患者消除对医院的恐惧，这些服务细节都值得我们学习。

5.5 “引资、引制、引智”，破解医院困境

5.5.1 基本情况

C 区医院是一所山区二级医院，2010 年编制床位数 300 张，编制人员 707 人，无编人员 531 人；医疗收入 6613.39 万元，医疗支出 9306 万元，药品净收入 497.55 万元，高值耗材收入 836.32 万元，财政补助收入 7752.8 万元。

（1）2008—2010 年医院费用相关数据

1）次均费用

表 5-1 门诊及住院次均费用情况

门诊费用情况			
年份	2008	2009	2010
次均费用/元	218.25	234.1	248.61
占比：药品	60.70%	62.61%	64.30%
检查	18.62%	16.69%	17.91%
化验	7.16%	7.41%	6.50%

续表

门诊费用情况			
年份	2008	2009	2010
治疗	4.97%	5.47%	4.50%
住院费用情况			
次均费用	7721.4	10244.72	11581.83
占比：药品	41.46%	41.06%	41.43%
检查	5.65%	5.36%	5.02%
化验	8.66%	7.84%	8.73%
治疗	30.26%	35.58%	33.75%

资料来源：根据被调研单位提供的数据整理

门诊次均费用中药品所占比重最高，2008—2010年分别为60.70%、62.61%、64.30%，呈上升趋势；其次是检查，所占比重2008—2010年分别为18.62%、16.69%、17.91%（门诊检查共317项）。

住院次均费用中药品所占比重最高，2008—2010年分别为41.46%、41.06%、41.43%；其次为治疗，所占比重2008—2010年分别为30.26%、35.58%、33.75%。

2）检查

表 5-2　费用前十的检查项目情况

年份	2008			2009			2010		
项目	人次/人	阳性率	占就诊人次比例	人次/人	阳性率	占就诊人次比例	人次/人	阳性率	占就诊人次比例
核磁	605	98.18%	0.22%	1072	95.8%	0.38%	1359	93.08%	0.4%
CT	7980	70.36%	2.89%	9251	70.19%	3.24%	9918	69.57%	2.94%
B 超	42267	67.51%	15.29%	38000	65.56%	13.3%	42252	72.06%	12.53%
脑电图	773		0.28%	823		0.29%	1062		0.32%
HT	886		0.32%	887		0.31%	849		0.25%
动态血压	122		0.04%	102		0.04%	90		0.03%
平板运动	42		0.02%	28		0.01%	4		
胃镜	352		0.13%	417		0.15%	457		0.14%
心电图	12189		4.41%	12049		4.22%	11437		3.39%
放射拍片	67573		24.45%	72380		25.33%	79896		23.7%

注：就诊人次为门急诊与住院人次总和

资料来源：根据被调研单位提供的数据整理

放射拍片的人次最多，2008—2010 年分别占就诊人次的 24.45%、25.33%、23.7%。费用最高的检查项目是核磁，阳性率在统计范围内最高。

（2）医院运行效率整体偏低

表 5-3　C 区医院效率指标情况

年　份	2008	2009	2010
病床使用率	67.26%	73.95%	70.81%
医师日均负担诊疗人次	5.56	5.27	6.45
医师日均负担住院床日	0.99	1.02	0.89
平均住院日	14.79	15.46	15.52

资料来源：根据被调研单位提供的数据整理

受 2010 年装修的影响，C 区医院床位使用率略有下降，医师日均负担诊疗人次 2010 年比 2008 年增加 0.89 人次，效率稳步提高，平均住院日略有上升。

（3）医务人员收入水平及结构

专业技术人员包括医生、护士、检验人员、药剂人员、政工师、馆员、会计师、会计等，不含工人与管理人员（编制内实有人数）。

表 5-4　医务人员收入水平　　单位：万元

年份	医务人员平均收入	地区居民收入	地区事业单位人均收入
2008	3.28	2.16	4.69
2009	5.81	2.33	5.45
2010	6.98	2.53	6.37

资料来源：根据被调研单位提供的数据整理

2010年与2008年相比较，当地事业单位人员平均收入增幅为35.8%，城镇居民平均收入增幅为17.1%。医院医务人员平均收入水平由2008年的3.28万元增加到2010年的6.98万元，增加了3.7万元，增长了1.13倍，高于当地事业单位与城镇居民收入的增长幅度。

5.5.2 问题与不足

（1）人才队伍建设问题

编制问题。由于群众对医疗服务需求的增长、公共卫生内容增加等原因，现行的人员编制标准不能满足医院发展的需要，编制不足的矛盾日益突出，医院只能通过招聘临时合同人员来补充。待遇不同导致了医院人员结构不稳定、对编外人员约束力小，管理复杂等诸多问题。

职称问题。部分医务人员符合晋升条件，但因指标问题不能晋升，影响了医务人员的工作积极性，甚至会影响医务人员队伍的稳定，不利于高级人才的引进。

人才引进问题。现行人事管理制度与医院改革不配套，造成医院人才引进困难，应届毕业生引进受指标限制；外省、市高级人才或本市户籍非事业单位身份高级人才引进渠道不畅。

（2）政府补偿降低，医院负担沉重

财政投入不足，制约了医院的发展。医院既要承担政府下达的各项指令性任务和公益性任务，又要维持自身运营和发展，在政府投入不到位、不能保证对医院承担的社会公益职能进行足额补偿的情况下，公立医院运转负担加重；医疗收费结构比例失调，医疗技术服务价格偏低。医疗服务价格改革滞后，技术劳务性价格过低，无法体现卫生技术人员的技术服务价值，影响了卫生技术人员的积极性。

（3）综合发展基础上的特色学科建设有待加强

受地理环境、经济环境和医院效益等因素的影响，医院的特色学科建设有待加强，医院对人才的吸引力不强，缺乏有一定影响力的学科、专科带头人，缺少先进的治疗技术和医疗设备。特色优势不突出，带动、示范作用不强。

（4）在城乡联动方面的作用有待提高

医院的城乡联动作用体现不强，与三级医院、乡镇卫生院的联系不够紧密，资源配置和利用水平不高。

5.5.3 改革的主要做法和初步成效

（1）变化与创新

1）实现了“引资”，建立起社会资本参与医疗卫生事业的新机制

“引资”，就是建立起社会资本参与医疗卫生事业的新机制；在投入机制上，区政府大胆解放思想，将提高医院发展水平和强化医院的公益性作为合作的核心目标，并围绕这一核心目标制定了一整套管理绩效考核体系，根据考核结果以管理费和管理绩效奖励的方式给予合作方合理的投资回报，建立起社会资本参与公益事业的投资回报机制，同时也确保了改革的方向，确保了医院

公益职能的保持和强化。社会资本投入了大量资金用于医院基础设施建设，极大地改善了医院的软、硬件设施设备。

2）实现了“引制”，探索出医疗卫生事业体制、机制改革的新办法

在管理体制上，改革后的区医院建立了以理事会为核心的现代医院法人治理结构，理事会由区政府代表和社会医院管理专业机构代表按照同等席位组成，理事长由区政府代表担任，实现医院所有权、决策权、执行权、监管权四权分立，相互制衡。区政府作为医院的所有者，决定和把握以公益职能为核心的医院发展方向；理事会作为医院的经营决策机构，决策医院的重大管理事项；监事会负责监督医院的发展方向和公益职能履行等情况；院长团队负责日常经营管理工作，院长团队由理事会聘任，中层干部由院长团队聘任。权责清晰的法人治理结构有效地提高了医院的运行效率，同时，也在“管办分开、政事分开”方面迈出了重要的一步。

在监管机制上，为确保改革成功，此次改革建立了由政府、监事会、第三方评估单位组成的多元监管体系。政府重点考核区医院的公益性、指定性任务完成情况。监事会重点考核医院依法执业、医疗质量与安全、基本运营情况和国有资产安全等行业监管内容。第三方评估机构对医院的公益性、成长性和反馈性共计102项具体指标进行考核，并以审计、评估、内外部满意度调查等方式为政府监管和考核提供依据。

在运行机制上，通过制定以“公益性（费用、效率）、安全、

工作量、社会评价”为关键指标的绩效考核体系，逐步建立起新的分配机制、用人机制和激励机制，实行全院向一线倾斜，一线向高风险、高技术、高强度岗位倾斜，更加充分地调动了广大医护人员的工作积极性。

3）实现了“引智”，建立起引进社会优质资源发展医疗卫生事业的新模式

一是引进了优质的医疗资源。通过引进外部优质的医疗资源，实现专家资源、医护资源、学科建设资源、新技术新业务资源、教育培训资源和信息技术资源的全面共享，对提高医院的临床建设和学科发展水平日益起到了直接、有效的作用。

二是引进了先进的管理理念。通过引进某医疗集团的职业化管理团队，从“专家管理”向“管理专家”转变，带来了全新的经营管理理念，即更加注重医院文化和品牌建设，更加注重管理和效率，更加注重成本控制，更加注重决策的合理、科学，更加关注社会发展需求和竞争意识，更加关注社会责任和品牌建设，更加关注医院自身服务能力、服务水平的提高，并以此作为履行公益职能的重要基础。

三是引进了标准化的管理体系。JCI 是世界卫生组织公认的最高医疗质量管理标准，通过 JCI 认证也是 C 区医院改革的具体目标之一，围绕这一目标，在现阶段，医院逐步建立起以 5S 管理为切入点，以基础管理为重点，以 JCI 标准为核心，以 PDCA 循环为方法，以绩效考核为手段的运行管理体系，真正落实“以患者为中心，以全面、持续提高医疗质量为根本”的医院管理和发展目标。

（2）不变与加强

在全院干部职工的共同努力下，通过重塑医院文化、提高员工待遇、改善诊疗环境、强化学科建设、积极引进人才和加强基础管理等举措，医院的公益性得到进一步的提高。医院的基本做法包括：推行综合绩效考核，注重公益职能履行；严格实施医保、物价管理，监督到位；强化临床行为管理，控制费用，提高周转率；积极执行政府指令性计划和援助工作。

公益职能的强化体现在：

2011 年上半年，即使受装修改造的影响，门、急诊量仍达到 167321 人次，较上年同期增长 6.59%；平均住院日 13.13 天，较上年的 15 天缩短了 12.47%；床位使用率 85.74%，较上年同期的 78.68%提高了 8.97%，特别是在降低患者就医费用方面，根据省医保中心的统计数字，C 区医院 2011 年第一季度次均住院费用为 10211 元，较上年同期的 14414 元降低了 29.15%，次均门诊费用 312 元，较上年同期的 317 元降低了 1.6%。

启动预约挂号、山区就诊绿色通道和义诊；社区联动（社区初诊与区医院专科诊治联动、检查检验联动、住院诊治联动）；两癌筛查、脑卒中筛查、口腔防护、征兵体检、医疗救助、政府医疗保障任务、赈灾捐款等职能的履行。

5.5.4 政策建议

（1）增加人员编制，建设人才队伍

适当增加医院编制，保证医院人才队伍的安全。制订科学、合理、可行的人才战略规划。力争通过几年的努力，引进、选拔、培养出一批高层次学术技术带头人、一支中青年学术技术骨干后备队伍、一支高素质卫生管理人才队伍。

进一步完善人才引进、使用机制。抓源头，合理解除引才门槛，努力引进高素质人才。允许医院自主引进人才。医院在注重感情留人、事业留人、待遇留人的同时，也要坚持“以人为本”的思想，努力体现人才价值。进一步完善培训进修机制，注重培训实效。建立中青年业务骨干培养机制，要推荐一批有培养前途的中青年业务骨干，有计划、有组织地加强管理干部新时期医院管理知识培训。

（2）建立补偿机制，维护医院的公益性

建立科学、合理的医疗价格补偿机制，有效促进医院健康发展和缓解群众看病贵问题。政府要落实对公立医院基本建设和大型设备购置、重点学科发展、符合国家规定的离退休人员费用和政策性亏损补贴等投入政策。按照本省公立医院改革的基本思路和工作要求，财政部门落实补偿政策，创新补偿机制，调动公立医院的积极性。

（3）加强重点学科建设，提高医院整体的服务能力

以优势学科为龙头，加速学科群体建设。打造优势学科，通过技术发展、人才培养、精细管理、内涵建设，对其他学科的发展起到渗透、推动和促进作用；以重点、特色学科建设带动医疗、护理质量的提高，规范诊疗，规范操作，规范服务，提升人才队伍的整体素质，促进技术进步和员工的全面发展，打造具有自己

特色和极具内聚力、吸引力的医院文化，为医院发展提供强大的精神动力。

（4）充分发挥医院的城乡联动作用

充分发挥医院的城乡联动纽带作用和区域龙头作用，提高医院的管理和服务能力。加强与三级医院的联系，增强人员的相互流动，促进医院人才队伍的建设，派出医院骨干医师或其他人才到对口的三级医院进修学习。推动医院与城市三级医院开展远程医学活动，实现远程会诊、远程诊断、远程检查、远程教育和信息共享，充分发挥优质医疗资源的辐射作用；增强与乡镇卫生院的联系，提高基层医务人员的技术水平，充分利用乡镇卫生院的医疗资源，缓解患者的就医压力。充分发挥医院在三级体系中的桥梁和纽带作用，使百姓享受优质、可及的医疗服务。

5.5.5 启　示

本案例对医院检查收费的前十项进行了排序，从而为物价部门制定合理的价格政策提供了参考。医院编制紧张、政府补偿低、学科建设缺乏等问题具有代表性，医院“引资”“引制”和“引智”的做法具有创新性，通过“三引”实际上盘活了资源，弥补了山区医院发展面临的不足，尤其是在实践公立医院引入社会资本办医方面进行了积极的探索，体现了特色，树立了榜样。

5.6 D医院医务人员收入调查

经济学中生产有四要素，分别是土地、资本、劳动力和管理。

在医疗服务中，土地、资本、管理固然重要，但医务人员是最不可忽视的因素。医务人员的整体素质决定了医疗服务水平的高低，医务人员的薪酬水平体现了劳动力要素的价值。实际上，医务人员的收入一直是一个比较敏感的话题，也是调动医务人员积极性的关键因素。为了了解医务人员对自身收入水平的真实想法，我们在D医院通过召开座谈会、填写问卷的形式进行了收入调查。

5.6.1 D医院被调查医务人员的基本情况

D医院是某省三级甲等医院，对该医院医务人员按照职称、岗位及年龄3种划分进行调查，具体调查情况如下：

职称。根据D医院医务人员的职称进行调查，将被调查人员划分为初级、中级、副高及正高4个不同的职称等级。

岗位。根据D医院医务人员的岗位进行调查，将被调查人员划分为医生、护士、医技人员及管理人员4个不同的岗位。

年龄段。根据D医院医务人员的年龄段，将被调查人员进行分组调查：30岁以下的医务人员；31~35岁的医务人员；36~40岁的医务人员；41~45岁的医务人员；46~50岁的医务人员；51~55岁的医务人员；56~60岁的医务人员。

5.6.2 医院医务人员收入的基本情况

D医院医务人员的实际收入和公立医院改革后的期望收入情况。

不同职称的收入情况（见图 5-1）。

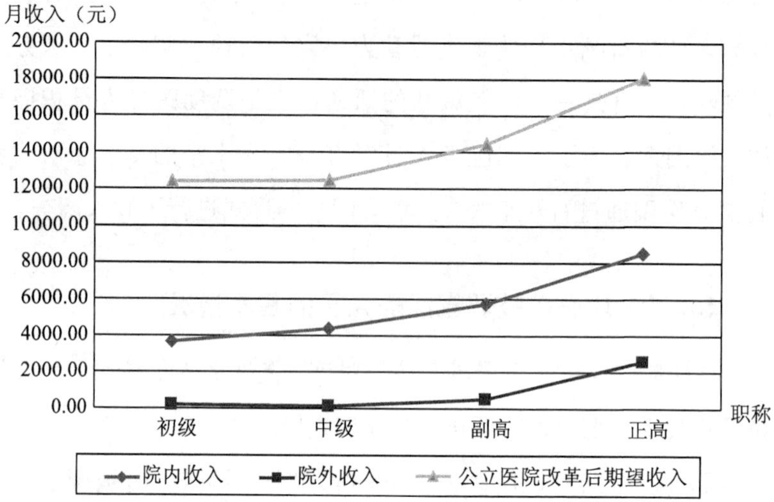

图 5-1　D 医院医务人员收入调查情况

资料来源：根据被调研单位提供的数据整理

从图 5-1 中可以看出，初级和中级医务人员的院内月收入在 4000 元左右，副高级医务人员的院内月收入不足 6000 元，正高级医务人员的院内月收入为 8000 元左右。这三类人员对改革后的期望收入普遍较高。从院外收入来看，副高级及以下的医务人员院外月收入普遍较低。

不同岗位的收入情况（见图 5-2）。

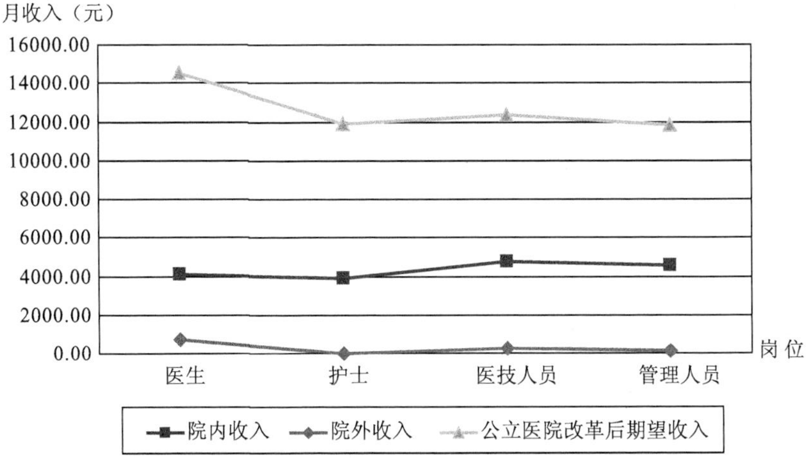

图 5-2 D 医院医务人员收入调查情况

数据来源：根据被调研单位提供的数据整理

从图 5-2 中可以看出，医生、护士、医技人员、管理人员的院内月收入不足 5000 元。除了医生具有一定的院外收入外，护士、医技人员和管理人员基本上不存在院外收入。这 4 类人群对改革后的收入期望普遍较高。

不同年龄段的收入情况（见图 5-3）。

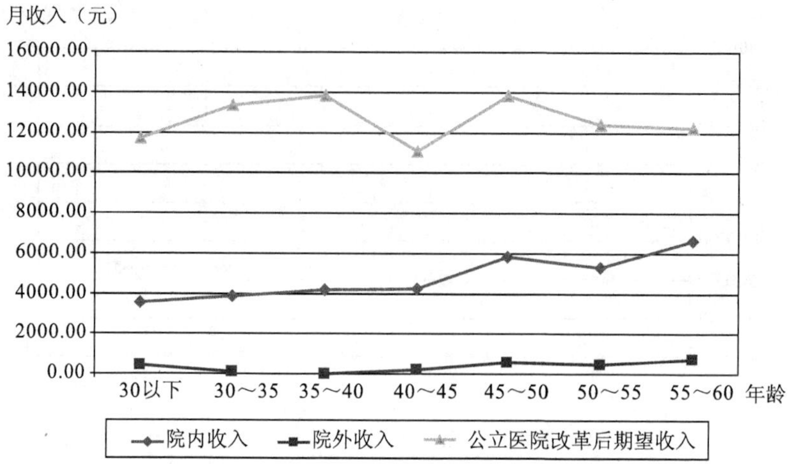

图 5-3 D 医院医务人员收入调查情况

资料来源：根据被调研单位提供的数据整理

从图 5-3 中可以看出，各年龄段医务人员的院外收入普遍偏低，45 岁以下员工的院内收入明显低于 45～60 岁员工的院内收入。各年龄段的员工对改革后的收入期望普遍较高。

5.6.3 D 医院医务人员的实际收入与期望收入的对比分析

按照职称划分，实行公立医院改革后预期收入增加值最大的是初级医务人员，正高级的医务人员的预期收入增加值最小（见图 5-4）。

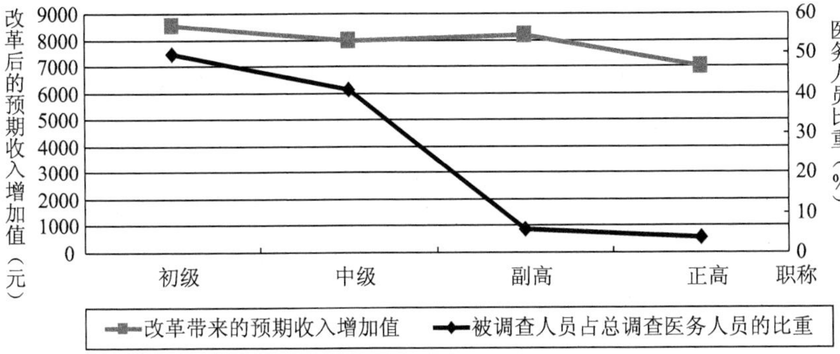

图 5-4　改革后的预期收入增加值的对比分析

资料来源：根据被调研单位提供的数据整理

按照不同岗位划分的话，实行公立医院改革后的预期收入增加值最大的是医生；其次是护士；再次是医技人员；最小的是管理人员。根据这种划分，改革后能使医生和护士的期望收益最大，占了总调查人数的近 65%（见图 5-5）。

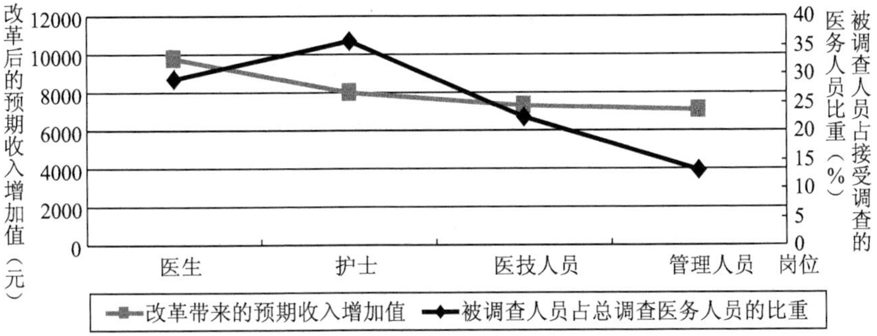

图 5-5　改革后的预期收入增加值的对比分析

资料来源：根据被调研单位提供的数据整理

按照不同年龄段划分，实行公立医院改革后的预期收入增加值最大的是36~40岁的医务人员；其次是30~35岁的医务人员；56~60岁的医务人员的预期收入增加值最小（见图5-6）。

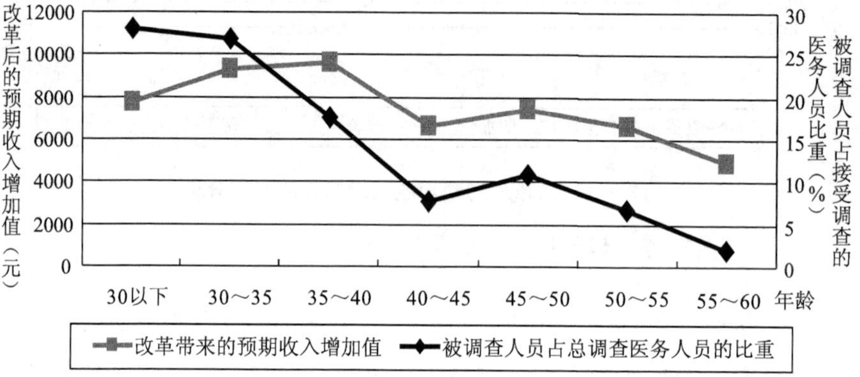

图5-6　改革后的预期收入增加值的对比分析

资料来源：根据被调研单位提供的数据整理

5.6.4　院内实际收入与改革带来的期望收入的方差对比分析

前述分析得出的收入是一个平均值，代表的是调查样本的总体水平，不能反映每种划分群体下的差异性。因此，下面通过改革带来的期望收入与实际收入的方差分析，进一步说明收入在每种群体划分中的收入的差距程度，即不同群体对改革带来的预期收入的差异性分析。

职称　不同职称的医务人员的实际收入与期望收入的方差变动趋势相反，首先，被调查的初级医务人员改革后月期望收入的方差最小（0.0032），其实际收入的方差最大（0.0114），方差变动较大，说明改革带来的预期收入增加值在初级医务人员中比较均衡，没有过大的差异。其次，被调查的中级医务人员的改革后月期望收入的方差也较小（0.004），而实际收入方差较大，说明和初级医务人员一样，中级医务人员对改革后的预期收入差距不大。副高级医务人员的实际收入方差最小，而改革后月期望收入方差最大，说明被调查的副高级医务人员对改革后的预期收入差距较大，分布不集中，而实际收入差距是较小的。具体情况如图 5-7所示。

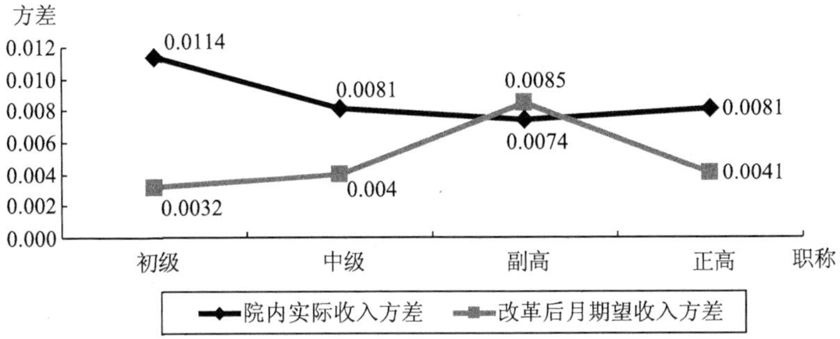

图 5-7 院内实际收入与改革后月期望收入的方差对比

资料来源：根据被调研单位提供的数据整理

以上分析说明，即使当前的初级及中级医务人员的实际收入差距较大，但是都认为改革后预期收入没有过大的悬殊，差异会较小；而副高级以上医务人员却正好相反。在进行改革决策的时候，以上分析将为改革政策制定者提供参考。

岗位 目前医务人员的院内收入与改革后期望收入的方差变动趋势一致。从图 5-8 中可看出，无论是当前实际收入还是改革后的期望收入，医生的方差都最大，说明参与调查的医生的收入和预期收入差距都较大。此外，医技人员的方差都最小，说明医技人员的预期收入差异不大，收入水平比较均衡（见图 5-8）。

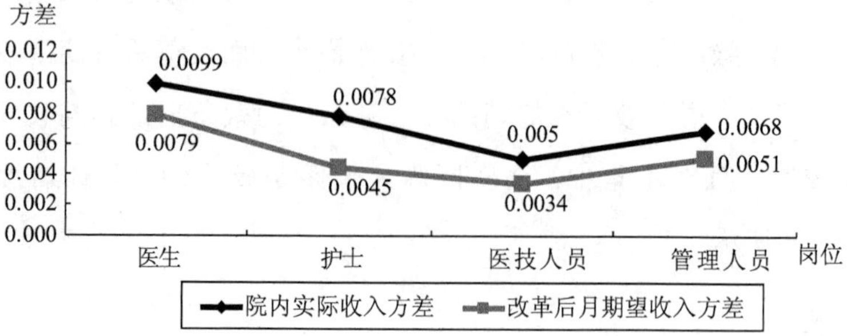

图 5-8　院内实际收入与改革后月期望收入的方差对比

资料来源：根据被调研单位提供的数据整理

年龄段　目前医务人员实际收入方差最大的是 55~60 岁年龄段，说明这个年龄段的医务人员的收入水平差距较大，这在很大程度上是"名医效应"的结果。35~40 岁的医务人员改革后月期望收入的方差最小，但实际收入的方差较大，说明改革能使 35~40 岁的医务人员的预期收入差距变小，即改革促使收入更加趋向均衡。但是 45~50 岁的医务人员的实际收入方差是最小的，其改革后月期望收入的方差较大。从图 5-9 中还可以看出，30 岁以下的医务人员中实际收入方差是最大的，达到 0.0155，而改革后的期望收入方差比较小，值为 0.0057，说明 30 岁以下的年轻医务人员可能会高估自己，到了中年后对自己逐渐有清楚的认识，期望收入会和实际收入逐渐趋于一致，同时也说明改革能使年轻医务人员的预期收入差距缩小（见图 5-9）。

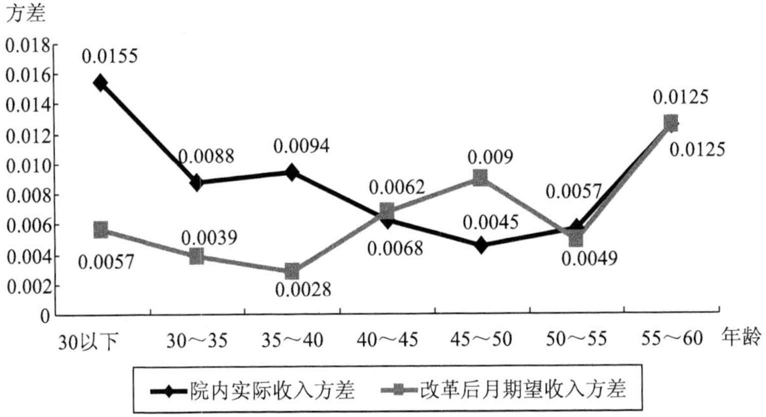

图 5-9　院内实际收入与改革后月期望收入的方差对比

资料来源：根据被调研单位提供的数据整理

5.6.5　院外收入情况

为了解医务人员多点执业政策的预期效果，将根据不同划分标准分组的医务人员的院外收入与期望收入进行对比分析。按职称划分，在参与调查的医务人员中，能获得 3000 元/月以下院外收入的人员中，正高级医务人员的占比最大，占 85.71%，其次是副高级的医务人员，占 18.18%，说明具有高级职称的医务人员获得院外收入的可能性较大；而初级医务人员和中级医务人员的院外收入占比较小，分别占 7.29%和 3.8%。通过对比分析，具体情况如图 5-10 所示。

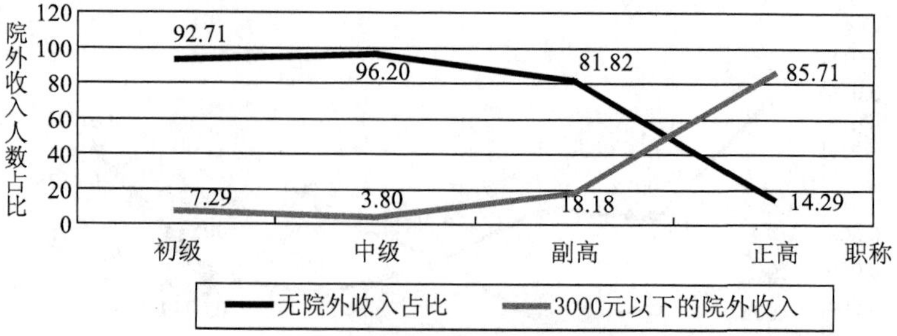

图 5-10　不同职称人员获得院外收入

按岗位划分，获得的院外收入的医生最多，占 23.21%，其次是医技人员，占 9.3%，说明获得院外收入很大程度上与岗位级别密切相关，和医务人员的医技水平有很大关系，而得到院外收入的护士为零，具体情况如图 5-11 所示。

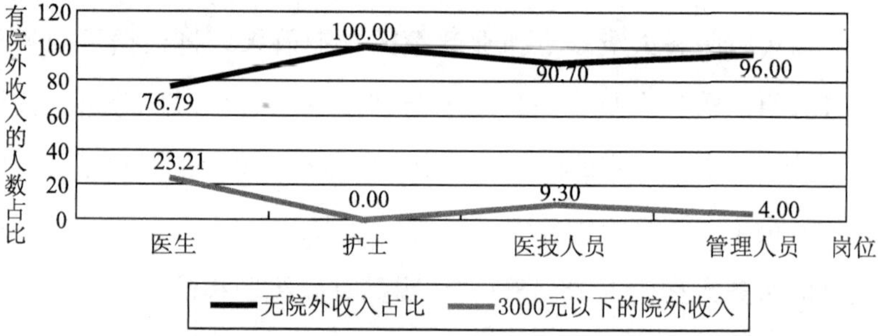

图 5-11　不同岗位人员获得院外收入

资料来源：根据被调研单位提供的数据整理

按年龄段划分，55~60 岁的医务人员能获得最多的院外收入，其获得的院外收入占比达到 25%。其次是 45~50 岁的医务人员，能获得的医务占比为 19.05%。50~55 岁的医务人员的院外收入占比也达到 15. 38%，说明 45 岁以上的医务人员除了获得基本的院内收入外，还能获得较多的院外收入。30~35 岁和 35~40 岁的医务人员获得的院外收入占比分别为 3. 85%和 0，说明这个年龄段的大部分医务人员只能获得院内收入，几乎没有院外收入，收入比较固定（见图 5-12）。

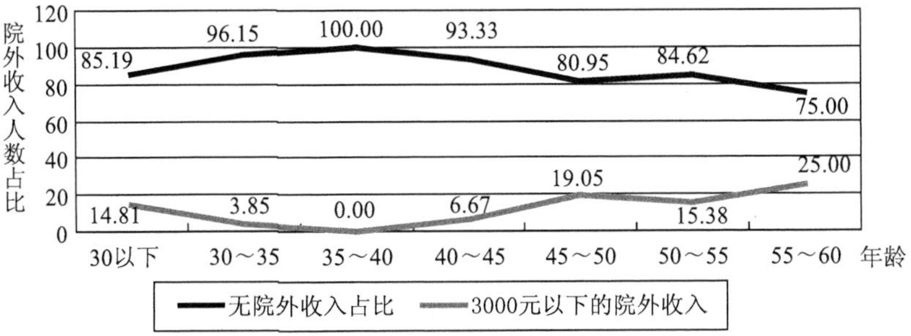

图 5-12 不同年龄段获得院外收入

资料来源：根据被调研单位提供的数据整理

因此，从这部分分析可以看出，由于院内收入是由国家财政拨款而得，比较固定，而院外收入属于灰色收入。因此，公立医院改革如果能让不能获得院外收入的群体的收入获得较大的增加，就是有效、可行的。

5. 6. 6 医院医务人员收入分析对财政补助政策的启示

医务人员的收入是一个比较敏感的问题，本着了解实际的想法，笔者对医院人员进行了问卷调研，从所取得的数据来看，填报的有些数据过高，但毕竟这是被调查医务人员的真实期待，所以分析这些数据，能为我们了解医改期望收入提供参考。

（1）从调研情况来看，无论是从职称、岗位，还是年龄段来看，所有人群对改革后的收入期望普遍较高，而且期望值与实际收入相差较大。由此，提高医务人员的收入是财政增加对医院投入的一个可以考虑的方向。从另一个方面考虑，如果要实现医务人员的收入预期，财政投入会面临很大的压力。能获得院外收入毕竟都是少数。从职称分类来看，高级职称医务人员的院外收入普遍高于低级职称医务人员的院外收入。从岗位分类来看，医生的院外收入普遍高于其他人员的收入。所以，财政补助区分人群实行分类补助，可能会更好地满足不同人群的需求。

（2）从数据分析可以看出，无论是实际收入还是期望收入，高职称人群普遍要高于低职称人群，工作技术含量高的人群要普遍高于技术含量低的人群。这就说明期望收入所反映的收入规律符合实际收入所表现出来的规律，所以期望收入具有一定的合理性，可以作为财政补助的参考。

（3）从方差分析可以看出，不同人群对改革的期望不同，总体来看，实际收入较低的群体对改革所带来的收入期望较高。同一类别人群对改革的期望也存在差异，实际高收入的同类人群对改革的收入期望存在较大的差异。所以，即使通过财政投入增加来提高医护人员的工资，但是不同人群的感受是不一样的，所带来的政策效应也是不一样的。

（4）目前，一些省份依然由财政对公立医院的人员经费提供补助，但从这个案例可以看出，如果改革后依然延续改革前“养人头”的做法，势必会极大地增加财政资金压力，要么按照医护人员的期待提高收入，要么依据财力进行补助，无论哪一种都不是双赢的结果。既然这样，不如考虑改变由政府“养人头”的做法。

5.7 国有企业医院改革可供借鉴

随着国有企业改革，一些地方也在积极推进国有企业医院改革。国有企业医院改革为当前的公立医院改革能够提供经验和借鉴。笔者分析了E省国有企业医院改革的情况。

5.7.1 基本情况

E省现有10家国有企业控股公司承办着25家医疗机构。目前已进行改革的有15家医疗机构，大致分为以下3种情况：

一是引入社会资本改组改制，开展以股份合作制为特征的产权改革。如某医院通过引入社会资本改制，解决了医院发展投入问题，建立了有效的运行机制，实现了国有资产退出，没有给政府增加负担。这类改制有利于发挥政府主导下市场机制的作用，促进了多元化办医格局的形成，符合公立医院改革方向。但改制涉及国有资产退出和员工身份转变，改制程序较复杂，改革阻力较大。

二是引入管理层持股。如某医院（一级医院），国有企业继续控股65%；为调动医院领导班子的积极性，让领导班子成员持股35%，成为医院股东；医院自负盈亏，每年给企业上缴资产使用费。

三是引入专业机构委托带资托管模式。如某医院在国有资产属性、职工身份、非营利性、公益职能、党团工会组织管理和政府监管不变的基础上，委托专业化医院管理机构经营。医院改革后建立了以理事会为核心的现代法人治理结构，实现了所有权和经营权的分离。

没有进行改革的企业医院有10家，其中有7家提出愿意改革，其余3家提出保留。7家愿意推动改革的医院中，一级医院有5家，社区卫生服务中心（站）有2家，它们都承担着提供公共卫生保障和基本医疗服务的职能。其主办企业希望将医院职能和人员移交给政府，但房产土地要留给企业。企业愿意保留所属医院，主要是因为企业对医院有特殊需求，包括特殊职业病的诊疗、上下游产业链关系等。

5.7.2 国有企业医院存在的问题

（1）企业主辅分离改制，企业医院陷入困境

企业医院是计划经济的产物。企业医院主要负责企业职工、家属的医疗和保健，并因此获得企业的补助补偿。进入21世纪，随着国家社会保障体系的建立和完善，企业职工、家属就医逐步社会化，对企业医院的刚性需求大大降低。同时，随着国有企业改革的深化，尤其是2002年后国有大中型企业主辅分离改制的推进，国有企业越来越不需要、也没必要自办医院，对医院的补助就越来越少。企业医院因此失去了最初产生的必要条件，要么被剥离，要么勉强维持，企业对医院的支持逐渐弱化，医院发展受

到了极大的制约。

另外，由于医院属企业性质，企业医院至今仍不能得到政府财政的直接补助，导致发展定位非常尴尬：企业不愿补贴，政府不能补贴。

（2）体制机制改革滞后，发展缺乏活力

随着国有企业改革的深化，越来越多的国有企业建立了现代企业法人治理结构，转变了经营机制，实现了企业跨越式发展。但由于企业医院承担着社会职能，多数企业医院的管理体制仍沿袭着原有的行政管理模式，再加上医院自负盈亏，医护人员的工资普遍低于政府办的公立医院，医务人员年龄偏大，人员流失严重，难以建立吸引专业人才的激励机制，造成医院管理效率低，活力逐步丧失，企业医院的市场竞争力越来越弱。

（3）企业改革政策不配套导致改制后企业医院生存困难

多数企业医院的社会公益职能并没有因改制而改变，改制后仍继续为区域内居民和企业职工家属提供公共卫生保障和基本医疗服务；且多数改制企业医院继续保持了非营利的法人性质。但企业医院改革并没有得到特殊的配套政策，只是模仿一般企业实施分离，造成了改制后生存状况不佳，具体表现为：

一是医院发展失去了外部资金支持。企业改制后对所属医院完全“断奶”，政府对医院承担的社会服务功能也不给予补贴，医院因其非营利性质又难以进行股权和债务融资，改制并没有给医院建立一个可持续的投入机制和健康的发展基础，使改制医院只能依靠自身积累维持生存，因此，设施改善、设备更新和扩大业务规模几乎难以实现。

二是公益性职能得不到相应的优惠政策。与政府办公立医院相比，企业医院履行公益性职能的成本更高，如水电气费用按照商业用标准支付，员工缴纳五险一金，还要承担职工的供暖费及洗理费；企业办一级医院履行着社区医院的服务职能，但是享受不到社区的相关政策；改制的企业医院还要承担土地成本，支付房屋租赁费用和缴纳税金，在一些地区不能获得新农合资质，职工职称晋升、科研经费申请都受到较大限制，严重制约了企业医院的业务发展。

5.7.3 改革的主要做法

（1）国有企业医院改制的总体思路

一是“主辅分离”“盘活资源”。国有企业应继续推进主辅分离改革，这既是深化国有企业改革的要求，也是国企医院健康、稳定发展的前提。推进主辅分离改革，促进国有企业医院从“辅业”向“主业”转变，还是盘活优质国有医疗资源的重要保障。

二是“分类改革”“因地制宜”。国有企业医院改革应根据国有企业和医院的实际情况，因地制宜地选择改革模式，基本方向是要保障医院长期、稳定发展，确保改制医院脱离主办单位后能够获得更大的发展空间和更好的发展基础。

三是“政府指导”“政策支持”。政府应根据国有企业医院的特点和改革的基本方向制定各项配套政策，目标是实现国有资产保值增值，保障改制职工权益和奠定医院健康发展的基础。

（2）国有企业医院改革的3类模式

根据区域卫生规划布局、医院实际情况和主要职能定位，在尊重企业医院意愿的前提下，国有企业医院可以选择以下3类模式实施改革。

一是引入社会资本改组改制。这是国有企业医院改革的主要模式，基本形式可以包括国有医院资产整体出售以及国有企业与社会资本实施股份制合作。

二是政府购买服务，委托管理。在实施主辅分离改制前，为确保稳定和有效提升医疗机构运营管理效率、弥补企业对医院的投入不足。可以通过引入专业机构实施合作办医，委托专业机构对国有企业医院实施管理，国有企业购买服务。

三是移交给政府。国有企业医院移交给政府必须是符合区域卫生规划的，企业医院可以推进原有规划的实施；或者是在政策范围内符合公立医院需要发展，符合条件的国有企业可以移交并成为分院或康复医疗机构，从而促进分级医疗体系的建立。

（3）完善国有企业医院改制的配套政策

完善国有企业医院改制政策不仅要实现主辅分离，更要为改革后的医院健康发展创造良好的环境，奠定改制医院健康发展的基础。为此，应重点做好两方面的工作：

一是建立和完善国企医院主辅分离的各项政策。根据国有企业主辅分离改革以及分离企业办社会职能等政策精神，结合国家医疗卫生体制改革的新政策精神，重新梳理和制定专门针对国企医院主辅分离改制的各项政策，重点做好国有资产处置和职工权益保障工作。

二是建立确保改制企业健康、稳定发展的各项政策。在主辅分离改革政策的基础上，充分考虑国企医院在区域公共卫生和基本医疗服务等领域的公益性，制定进一步的支持政策，确保改制医院在改制后能够健康发展。完善医疗服务准入、用人、医保、税收优惠、价格、土地等相关政策。

5.7.4 启　示

国有企业医院虽然有其特殊性，但依然存在与其他公立医院相同的共性问题，如医院内部运行机制不活、人才匮乏、医护人员收入偏低、财政补助少等，而且国有企业医院是改革的先行者，为今后我国公立医院的改革提供了经验。公立医院改革同样会面临人员安置、国有资产保值、法人治理结构设计等任务，这些都可以充分借鉴国有企业医院改革的好做法，确保改革顺利推进。

6　破解公立医院财政补助困局的案例分析（二）

6.1　综合改革——以县域为整体统筹推进医院改革

F 市医院是一所地处经济落后山区的县级公立医院，8 年间在几乎没有“政府补偿”的情况下，依靠政府政策支持，依靠医院管理机制创新，从一个默默无闻的县城医院，发展成为远近闻名、信誉卓著的高水平三甲医院，被群众誉为“看得好病、看得起病的好医院”。

6.1.1　主要做法

（1）政府为医院发展提供宽松的政策环境

F 市政府由于财政紧张，没有财力支持医院发展。政府为解决医院生存和发展问题，允许医院根据市场需要，对医院内部的各项制度进行改革，调动医院内在发展的动力。

（2）在人事和分配上打破了“大锅饭”

医院建立了“严入活用，只讲德能，评聘分开，能上能下，能进能出，让想做事的有机会、能做事的有舞台、做成事的有地位”的人事制度，不唯学历，不唯职称，不唯资历，只讲德能；医院对服务技能过硬、医疗质量良好、病人满意度高的人员，不拘一格进行重用。其中，有些甚至提拔为科主任或者医院班子成员。调研时了解到，医院临床科室的正、副主任中，中青年骨干占了90%，平均年龄为38岁。

医院实行了“绩效优先，兼顾公平，同工同酬，多劳多得，动态评定年薪”的分配制度，干得好就收入高，并为医疗骨干无偿提供专家公寓。

（3）建立星级管理考核制度，激励和规范医务人员

所谓星级服务，就是用一星、二星、三星、四星、五星来反映医务人员的综合服务质量，激励医务人员为病人提供五星服务。评定星级，同事互评分占30%、病人评价分占20%、考评小组评价分占50%。医院每日进行考核，每月小结一次，每半年进行一次授星。医务人员的星数多少，与奖金、晋升和评先进挂钩。被查实有医疗事故、收受“红包”“药品回扣”之一的，就不能评星；在服务工作中被病人投诉属实的，不能评五星和四星。

（4）严于管理，千方百计降低服务成本

一是药品全部实现网上采购，发挥社会监督的作用，挤掉虚高价格，割断医药之间的“幕后交易”。医院采购的西药品种中，国产药占95.5%，进口药占4.5%；采购的国家基本药物金额占药

物总金额的 18.2%；采购的抗生素金额占 28%，针剂每支 35 元以下的占针剂总量的 80%。

二是购置设备和材料，医院实行竞标竞价。如医院使用的富士激光胶片，采购价每张 17 元，每张比市场价便宜 8 元，节省了 32%的费用，仅此一项每年就节省 140 多万元。

（5）向社会做出“少花钱、治大病”的承诺

医院为向患者提供质优价廉的服务。一是要求医务人员“可做可不做的检查，坚决不要做”“可开可不开的药物，一律不要开”“可收可不收的费用，分文不要收”“能用简单的药，就不用复杂的”“能用便宜的药，就不用昂贵的”“能用国产耗材，就不用进口的”。2009 年医院药品收入仅占医院总收入的 35%。

二是主动降低收费标准。对常见大病进行限价，对高难度手术、高档大型设备检查实行偏低收费。如白内障手术每眼 1300 元（其他医院同类手术一般为 2500 元左右），准分子激光治疗近视眼 1000 元/眼（其他医院同类手术一般为 4000～5000 元），先天性心脏病房（室）缺损修补术每例 5000 元（其他医院同类手术一般为 3 万元左右），风湿心瓣膜置换每例 2.5 万元（其他医院同类手术一般为 5 万元左右），冠状动脉搭桥术每例 3.5 万元（其他医院同类手术一般为 6 万元左右）。

三是杜绝医务人员的收取红包，把收红包设为医务人员不可逾越的“红线”。

6.1.2 成 效

（1）医院得到了长足的发展，特别是技术水平得到了大幅度

提升。

2001—2009年，医院年住院病人从2.31万人增加到6.06万人，年手术量从0.75万例增加到1.76万例，年门诊量从45.14万人增加到78.67万人；年收入从1.2亿元增加到4.8亿元，资产总值从2.1亿元增加到8.5亿元。医院建起了F市最好、最漂亮的23万平方米的建筑，拥有飞利浦1.5T磁共振、64排螺旋CT、四维彩色B超、双板DR等500多台先进设备。

医院技术水平也得到了快速发展。医院现有临床科室63个，常规开展心脏手术，脑干肿瘤切除，肺癌根治，肝癌、胰腺癌切除术等高难度手术，广泛开展胸腔镜、腹腔镜、宫腔镜等微创手术，心外科、脑内科、肿瘤内科为硕士研究生培养点。2009年完成1801例心脏手术，连续12年位居全省第2名，进入全国前10名。

（2）医务人员工作效率和收入明显提高

医院开放病床达2360张，住院病人平均住院日为7~9天，床位使用率达100%以上，但医院在职员工仅有1474多人（中级、高级职称医务人员390人），远低于国家规定的该规模医院工作人员近4000人的编制标准。同时，医院通过“减员增效”，大幅度提高医务人员的待遇，医院职工工资水平达到了当地公务员的3倍，其中医疗骨干的收入与经济发达地区同行的收入相当。

（3）群众“看病贵”问题得到有效缓解

2009年，医院平均每一出院病人费用为6139元。群众对医院满意度达99.3%。医院不仅解决了当地群众的“看病难、看病贵”

的问题，还通过提供质优价廉的服务，吸引了全国各地的病人，住院病人有近50%来自本地区以外。

也有人对F市医院的经验持有异议。一是认为医院8年没有财政拨款，质疑其公益性。对此争议，通过调研了解到，政府虽然几乎没有财政投入，但给了医院好政策，激发了医院内部发展的动力，实现了政府满意、医院满意、医务人员满意、病人满意，这个经验是值得推广的。二是认为医院人员编制不到位，不能保证质量。对此争议，通过调研了解到，F市医院实有人员不足国家规定编制的50%，但医务人员认为通过发挥潜能，可以有效保证各项医疗服务的质量。

6.1.3　启　示

F市医院以前也是一所普通的公立医院，但是通过管理改革创新，释放了医院资源潜力，在没有享受政府特殊政策的前提下，同样能获得良好的发展。由此可以看出，管理也是生产力，而且是公立医院亟待加强的重要方面。

（1）抓好公立医院的体制机制改革

F市医院的经验告诉我们，在政府对医院几乎没有投入的前提下，医院通过体制机制创新，提升医院资源配置效率，调动医院内在发展积极性，同样可以实现激励医务人员、提高工作效率、降低服务成本，取得社会多方面共赢的结果。

（2）要加大财政向“医保需方”投入的力度

按照中央要求，医改的重点是“保基本、强基层、建机制”。

医改中财政投入要进一步向“需方”倾斜，这样有利于建立完善的城乡居民医疗保障体系，使每个公民都有比较好的医疗保障。同时，也有利于形成对医疗机构和医务人员的激励机制，让效率高的医疗机构和医务人员得到更多的收入。

（3）建立法人治理结构，加强医院成本管理

解决医疗机构“低效率、高成本”的问题，就要加大建立医院法人治理结构工作的力度，引入专业经济人员进行管理，千方百计降低医院药品、设备、材料的采购费用，减少不必要的支出。

6.2 综合改革—— 医院扁平化管理减轻管理和运行成本

6.2.1 基本情况

G 市某医院成立于 2003 年 9 月，由 G 市政府出资举办，是一所公立非营利性三级甲等专科医院，执行政府统一定价。政府负责医院基本建设和大型设备投资。医院建筑面积 7.6 万平方米，设有 500 张病床、16 间手术室、术后监护室（ICU）80 床、导管室 5 间、心脏重症监护室（CCU）40 床，每年心血管外科手术量和介入手术量分别可达 1 万例和 1.5 万例。2009 年，医院通过了美国国际联合委员会 JCI 的国际医疗机构评审。无论是孤贫儿童、工人、农民，还是政府要员，甚至外国元首，在医院均可得到满意的诊治，医院的业务和服务范围快速扩大。开院以来，已为来自全国 31 个省、直辖市、自治区及美国、英国、德国、加拿大、俄

罗斯、黎巴嫩等国家的3万多名患者实施了心脏手术和介入治疗。截至2010年年底，全院员工共519人，其中管理人员23人（占总人数的4.5%）、医生120人、护士256人。医院收入中药品占13%~18%、材料费用占35%、人力成本占25%~27%。

6.2.2 G市某医院的主要做法及成效①

（1）管理体制

取消行政级别。医院在建院之初即打破了传统的行政体制，被确定为无行政级别的事业单位。医院资产的所有权归当地政府，医院拥有管理和经营权，实现了所有权与经营权的分离。

实行院长负责制。院长由当地政府聘任，是医院的法人代表，全权负责医院的运营管理，独立承担法律、经济、民事责任，对医院资产的所有者负责。

设总会计师。总会计师由当地政府委派。

内部扁平化管理。该医院管理层级非常简单，院长一正一副，医院成立医院质量管理委员会、学术委员会、安全管理委员会、设备与物资管理委员会、感染管理委员会、病案管理委员会、输血管理委员会、药事管理委员会和伦理委员会等9个委员会，院长、副院长分别担任委员会主任，委员会成员由相关科室主任或专家兼任。医院遇重大事项，由院长组织九大委员会和职代会共同审议，集体投票表决。

---

① 本节中的医院情况和改革做法，主要参考笔者调研时医院所提供的相关医院报道材料。

（2）人事制度

实行全员聘任制。所有就职人员的档案均放在当地政府部门人才交流中心，通过建立符合医院性质和工作特点的管理制度，用岗位管理取代身份管理，从而破除了终身制的干部管理制度。员工的社会保险按照企业的方式办理，“五险一金”全部纳入社会保障体系。

逐级聘任，评聘分开。当地政府聘院长，院长聘副院长及全体员工。为医德好、业务技术水平高和管理能力强的人员提供了更多机会，高职称、高学历可能低聘，而低职称、低学历也可能高聘。

按岗定编，按能力定岗。医院根据发展情况核定人员编制，绝大部分编制用于临床和一线部门，党办、组织部、宣传部、监察部、保卫部、工会、团委等不设专职岗位，全部实行兼职。

后勤全面社会化。能外包的工作一律外包，如总机及呼叫中心、网站维护、影像制作、园林绿化、后勤服务等工作均交给专业公司来做，后勤部仅负责监督服务质量、控制服务价格、保障医院正常运转，仅此一项，每年可节省六七百万元的成本。

（3）分配制度

自定薪酬体系，实行绩效考核和绩效工资制度。院长工资由当地政府确定，其他各级员工的工资由院长根据绩效考核情况确定。全院工资分成6档18级，每级又分成若干亚级。根据院龄及表现决定基本工资的晋升幅度。对专家和有贡献的中层干部发放年薪及特殊津贴。人员工资因岗位和贡献的不同与传统工资拉开了差距。

绩效与业务收入脱钩。为杜绝其他医院存在的“外科大夫靠红包，内科大夫靠开药”的现象，科室的绩效不与收入挂钩，与支出紧紧挂钩，为此，科室只有努力降低人力成本和物耗，才能得到更好的绩效工资。医务人员绩效工资与工作的质、量，技术难度、效率、满意度等指标挂钩，从而让医务人员通过为病人服务，合法而有尊严地获取收入。不论是从收入的激励方式还是从支出的核算方式看，员工—科室—医院—人民的利益都紧紧地融为一体。因此，G 市某医院从来没有发现拿红包的现象。调研中未了解到医院的工资水平，但是从院长、副院长到医护骨干，很多都是从经济发达地区转过去的，有的甚至是高职低聘，这说明医院的收入水平对医护人员是有相当吸引力的。

（4）服务模式

就诊程序人性化、规范化、便利化。挂号收费处、药房均采用敞开式设计，取消了病人与工作人员之间的玻璃窗和铁栅栏。更新了门诊的就医流程，安装了银行式取号系统和中英文门诊叫号系统。实行门诊预约挂号，保证患者就诊的及时、方便。门诊各部门均采用一卡通收费方式，并免费为病人提供可充值 IC 卡服务，避免了患者反复排队交费的麻烦。候诊病人可以免费饮用医院自制的纯水，观看等离子电视。在国内医院首家采用迷路式卫生间，病人在感应式龙头前自动冲水洗手后，不用再接触任何门柄。为收取排泄物样本专门设计卫生间，让病人可以直接把样本放到传递窗里的样本收集处，避免了拿着样本到处走既尴尬又不卫生的问题。

住院环境温馨、舒适、价廉。病房以标准两人间为主，也有大两人间、单人间、套间和豪华套房。各类病房在基本生活水准和医疗水准上一视同仁。标准两人间病房床费80元/天，有中央空调和无障碍卫生间、电话、电视、符合人体力学的进口病床和薄屏彩电，免费为患者提供一日三餐和水果，免费提供护工服务。考虑到病人心脏手术和术后阶段亲友最为焦虑，医院与G市移动公司合作，建立了中国首个“医患通”网络平台，为院前、院中和出院后的病人提供了更周到、细致的延伸服务。同时，在ICU、CCU安装了视频探视系统，让家属与患者可以通过视频直接对话，平抚牵挂之心。

实施按病种结算，合理控制医疗费用。2004年，医院在全国率先实行冠状动脉搭桥术、心脏单瓣膜置换术和心脏双瓣膜置换术3个主要心外科医保病种手术按病种付费的结算方式。对于外地患者仍实行按项目付费，由于实行严格的诊疗规范管理，两种付费形式的病人费用支出水平差不多。医保统筹支付金额和患者个人负担金额均明显降低，过度检查、过度用药等问题得到有效遏制。医院患者门诊次均费用、住院次均费用远远低于本市平均水平。

推行临床路径，医疗管理规范。2004年制定临床路径标准，2006年开始实施外科6个、内科4个，共10个包括诊疗、护理、质量控制和费用四大标准的临床路径，覆盖医院90%的疾病。设计开发了临床路径信息系统，使医师与护士能够简单、便捷地按临床路径服务于病人。临床路径的实施使规范诊疗、基础护理、费用控制落到了实处，平均住院日也降至9.1天。另外，医院不准“点名手术”，严格按照患者病情选择具有相应水准的医生施术，即便是得了大病的穷人，照样会通过管理体系为其“点”到专家，体现了平等博爱的人道主义精神。

严格坚持合理用药，努力控制药品支出。各部门药品收入与奖金脱钩。加强药品应用管理，规范诊疗流程，药事委员会定期公布各科室贵重药品的应用排名，严格控制抗生素的使用。例如，介入治疗（包括起搏器植入术）后不用抗生素（同类手术在其他各大医院，术后抗生素至少使用3天），连心脏手术后也仅用两天抗生素。药品与耗材的采购在全省统一招标采购后，医院进行再次议价，尽可能压低药品价格。医院药品收入占总收入的比例在18%以下。

健全护理服务体系，实行护理垂直管理。医院护理人员占比高达46.4%，医护比为1∶2，病房床护比为1∶0.45，ICU床护比达到1∶3。全院护士100%在护理岗位。同级别的护士与医生薪酬待遇相同。护理部拥有责权利一体的垂直管理职能，统筹负责全院护理人员的招聘、使用和调配，并在护士晋升、晋职、出国学习等方面有重要话语权。医院打破了病区护理站与医疗科室捆绑的传统管理模式，建立了护理平台，以护理站为单元，负担起全面管理病房的责任，依据护理站工作量的变化实施跨科弹性护士人力调配，在病房管理上与国际接轨。

（5）重视医院发展实力，努力提升医教研水平

2005年，医院成为G市医科大学临床学院，设立了G市第一个心外科博士点和若干个其他学科的学位培养点。2009年4月，开始接收日本心外科高年资医生进修学习。医院已承担若干国家

和G市的重大科研项目，在科研领域取得了重大突破。2010年1月，医院相继通过了中国合格评定国家认可委员会ISO 15189实验室认证现场评审和国家食品药品监督管理局一期药物临床试验机构资格认证。

（6）热心慈善事业，积极履行社会责任

自2004年9月以来，医院积极与民政部、国内外慈善机构、中介组织合作，成功为来自23个省、自治区的3600多名孤、贫先心病儿童实施了先心病根治手术（除汉族外，还有藏族、蒙古族、回族、土族、撒拉族、鄂温克族、哈尼族、布朗族）。2007年5月，医院被民政部授予“特别贡献奖”。2004年8月，在国内率先开展儿童先心病零网眼筛查工作，截至2010年5月，共筛查21.38万名儿童，使有手术指征的患儿得到了及时救治。

6.2.3 主要启示与建议

G市某医院改革起步早、力度大，多年积极的探索与实践，以及取得的良好收效，给我们带来了诸多启示。该医院享受与其他公立医院相同的补偿政策，并未吃到政府任何的“偏饭”，但是在一样的人员、一样的设备、一样的财政投入的情况下，短短几年时间内，实现了政府、患者、医生“三满意”，取得了公益水平高、员工收入高、服务质量高、患者医疗费用低“三高一低”的成果，主要原因是建立健全了一整套科学、高效的管理体制、运行机制和服务模式。

按照国家公立医院改革试点工作的总体要求，结合本地区实际，建议各地在本地区公立医院改革工作中，充分学习借鉴 G 市某医院的经验，积极探索相关改革措施。

6.3 综合改革——以县域为整体统筹推进医院改革

6.3.1 基本情况

（1）地域概况

H 县地处某省边远山区，社会经济发展水平相对落后，全县卫生投入占财政支出比例为 6.4%。H 县拥有医疗机构共 80 家（不包含 184 家村卫生室），编制床位共 1065 张，主要服务于本地常住人口。按每千人口资源配置统计，H 县现有医疗资源数量、规模和布局基本合理，医疗机构床位规模与人口需求相适宜。执业医师配置充裕，注册护士短缺，如表 6-1 所示。

表 6-1 2010 年每千人口医疗资源状况

指标名称	H 县	远郊区县	远郊山区	全省
每千常住人口编制床位数/张	2.98	2.66	3.28	3.57
每千人口执业医师数/人	2.21	1.95	2.34	2.65
每千人口注册护士数/人	1.75	1.63	2.00	2.64

注：本表统计口径为综合医院、中医综合医院、社区卫生服务中心（站）、综合门诊部、中医综合门诊部、普通诊所和中医诊所、卫生所、医务室和中小学卫生保健所

（2）卫生服务能力现状

2010 年全县医疗机构总诊疗 180 万人次，其中 50%发生在医院，其余发生在基层。

2010 年，全县编制床位使用率 69.22%，低于全省、远郊区县及其他远郊区县区域医疗中心平均水平，结果如表 6-2 所示。

表 6-2　2010 年医疗资源利用状况

分　类	编制床位数/张	编制床位使用率	平均住院日/天	编制床位周转次数/次
全省	94581	77.53%	13.7	19.3
远郊区县	29630	80.51%	15.0	16.5
远郊山区	9966	84.33%	13.2	21.1
H 县	1065	69.22%	11.4	19.3

数据来源：根据被调研单位提供的数据整理

按人均工作量统计诊疗人次，社区卫生人员人均工作量最高，为 12.2 人次/日，但各级各类医疗机构医师工作效率均低于全省及远郊区县平均水平，如表 6-3 所示。

表 6-3　2010 年医疗机构医师每日担负诊疗人次　　单位：人

项　目	H 县	远郊区县	远郊山区	全省
医疗机构	8.50	9.60	9.66	9.00
其中：医院	8.10	9.20	9.86	8.90
疗养院	0.00	7.50	0.00	3.20
社区卫生服务中心（站）	12.20	19.00	13.07	16.30

续表

项　目	H县	远郊区县	远郊山区	全省
门诊部	0.00	6.70	6.28	5.50
诊所、卫生所、医务室、保健所	3.70	6.00	4.12	5.60
妇幼保健院（所、站）	4.70	9.30	4.87	9.30
专科疾病防治院（所、站）	2.50	4.90	4.23	5.40

注：本表统计口径不含村卫生室
数据来源：根据被调研单位提供的数据整理

按人均工作量统计住院床日，H县医疗机构的医师工作量低于全省及远郊区县平均水平，如表6-4所示。

表6-4　2010年医疗机构医师每日担负住院床日

项　目	H县	远郊区县	远郊山区	全省
医疗机构	1.00	1.4	1.29	1.20
医院	1.70	2.3	2.18	1.70
疗养院	0.00	17.5	0.00	3.80
社区卫生服务中心	0.10	0.3	0.14	0.20
妇幼保健院（所、站）	0.30	0.9	0.65	0.90
专科疾病防治院（所、站）	0.00	1.2	1.41	2.20

数据来源：根据被调研单位提供的数据整理

（3）新农合补偿及服务利用情况

2010 年 H 县新农合人均筹资 520 元，总筹资额 9353.7 万元，支出 9528.4 万元。“门诊：住院”补偿支出接近 3：7。

在服务利用方面，门诊 72.4%发生在县级及以上医疗机构，5.1%发生在县外医疗机构；住院 19.4%发生在县外医疗机构。

表 6-5　H 县 2010 年新农合人员就诊情况

	县外医疗机构		县级医疗机构		乡级医疗机构		合计
	人数	比例	人数	比例	人数	比例	
门诊补偿人次数/人次	2372	5.1%	33653	72.4%	10467	22.5%	46492
住院补偿人次数/人次	2552	19.4%	9368	71.1%	1253	9.5%	13173

数据来源：根据被调研单位提供的数据整理

在费用补偿方面，门诊 73.8%发生在县级医疗机构，8.3%发生在县外医疗机构；住院 37.8%发生在县外医疗机构（见表 6-5）。在费用结构方面，药品及耗材占比例过高，而反映医务人员劳务价值的手术、治疗、护理、诊疗等费用占比例过低（见表 6-6）。

表 6-6　2010 年 H 县医疗费用结构

	药品/耗材	化验/检查	劳务收入	其他
总　体	66.77%	19.64%	10.04%	3.55%
二级医院	64.09%	21.66%	10.31%	3.94%
二级以下医院	87.44%	4.00%	6.25%	2.31%

数据来源：根据被调研单位提供的数据整理

（4）存在的主要问题

一是医疗卫生机构总量适宜，整体资源利用率不高。全县编制床位配置充足，2010年使用率为69.22%，低于全省、远郊区县医疗中心平均水平。基层诊疗人次占总诊疗人次比例为50%，尚未形成基层首诊、分级医疗的医疗服务模式。H县需要对现有机构、职能进行调整，以提高服务效率。

二是医疗卫生人力资源总数适宜，结构不合理。每千人口拥有的执业医师数量高于远郊区县平均水平，但结构不合理。综合性医疗机构护士短缺。社区卫生人力短缺，造成基层医疗卫生机构服务能力不足，除社区卫生服务机构外，其他机构人均工作量不饱和。H县需要增加护士配置，同时提高基层人员收入水平，吸引医务人员到基层专、兼职工作。

三是新农合参合人员就诊流向不合理，区域医疗中心水平有待提升。医改要实现的目标是：小病不出乡，80%的门诊需求应由基层医生处理；大病不出县，只有10%左右的疑难重症需要到省级医院就诊。这样就可以方便居民就医，也可以节省费用。但目前该县参合农民门诊就医72.4%发生在县级及以上医疗机构，5.1%发生在县外医疗机构；住院19.4%发生在县外医疗机构。需要通过政策调整，引导常见病和慢性病患者在基层首诊，一般住院治疗在县内解决。同时，患者就诊流向表明作为区域医疗中心，其医疗服务能力、技术水平尚需进一步提升。

四是医疗费用结构不合理，药品支出比例过高。从医疗费用的结构看，药品及耗材费用所占比例过高，特别是二级以下医疗机构，这部分费用高达87.44%；而反映医务人员劳务价值的手术、治疗、护理、诊疗等费用占比例过低，仅占总费用的10%以下。与此相反，在香港医院管理局综合支出中，员工费用支出占总费用的76%，医疗物品仅占11%。以药养医不仅不利于调动广大医务人员的工作积极性，滥用药物还会导致医疗费用不合理增长，同时对患者也可能造成医源性伤害。

6.3.2 推进医院综合改革的主要做法

（1）构建县域服务体系，提高医疗服务能力

从改革机制、盘活资源入手，构建布局合理、结构优化、功能完善、有序高效、分工协作的县域医疗服务体系。实现首诊在基层，大病、重症由社区和乡镇医疗机构预约转诊到县医院，疑难重症预约转诊到城市对口支援医院，亚急性期康复病人和需长期医疗护理的病人转诊到康复医院和护理院，形成大病、小病分治，急病、慢病分开，基层首诊、分级医疗的有序的医疗服务格局。

（2）改革医疗付费机制

完善政府投入政策，改革医疗付费政策，激励医务人员主动控制医疗成本，减少过度医疗行为，保证医疗质量，减轻群众就医负担，同时提高医务人员的收入。

（3）提高资源使用效率

通过有效提高政府主办医疗资源的整体使用效率，提供安全、有效、方便、价廉的医疗卫生服务，满足群众的就医需求。

（4）明确各级政府投入责任

依财政收入情况，逐年增加政府对卫生事业的投入比例，重点保障公立医院基本建设、大型设备购置、重点学科、公共卫生服务、信息化建设和政策性亏损等核心费用；保障基层卫生基础建设、设备更新和医务人员的基本工资；提供公共卫生服务经费；同时根据试点改革需要给予专项经费支持。

6.3.3 改革效果

与改革前比较，H县卫生财政经费投入依法逐年增长；新型农村合作医疗基金运行安全，保障水平不下降；辖区内基层医疗机构门诊工作量占总量的比例提高；辖区内住院诊疗人次占总量的比例提高；医院编制床位使用效率提高，平均住院日缩短；医院心脑血管意外、创伤重症抢救能力提高；医务人员人均工作效率提高、收入增加；医疗支出中药品、医用耗材所占比例下降；辖区居民健康指标平稳。

6.3.4 启　示

本案例所反映出的公立医院床位使用率较低、群众到县域外就医较多、执业医师多注册护士短缺等问题，在山区县医院具有代表性，与大城市医院相比较，具有特殊性。医疗费用结构不合理，药品支出比例过高，反映出医院依然是“以药养医”，这一现象具有普遍性。随着公立医院改革的逐渐深入和取消药品加成政策的全面实施，H县医院将会遭遇更大的医院补助困局。

6.4 综合改革——多管齐下推进山区医院深化改革

6.4.1 基本情况

I 省 J 区医院建于 1950 年，是一所二级甲等综合型公立医院。

（1）床位数和占地面积

表 6-7 J 区医院床位数及占地面积

年份	编制床位数/张	实际开放床位数/张	占地面积/万平方米
2008	960	960	6.6
2009	960	960	6.6
2010	960	960	7.5

数据来源：根据被调研单位提供的数据整理

（2）人员情况

表 6-8 J 区医院人员基本情况 单位：人

分类	2008	2009	2010
人员总数	1569	1586	1669
编制数	954	971	1108
无编制数	615	615	561
执业助理医师	3	5	4
执业医师	306	342	373
护士	535	589	620
药师（士）	52	56	57

续表

分 类	2008	2009	2010
影像技师（士）	12	12	12
其他卫生专业人员	310	284	350
管理人员	124	124	107
工勤人员	231	280	301
初级职称人员	438	453	562
中级职称人员	346	347	352
高级职称人员	97	103	112

数据来源：根据被调研单位提供的数据整理

2008—2010 年医院人员总数从 1569 人增加到 1669 人，增加了 100 人。其中增长较快的是护士和其他卫生专业人员，分别增加了 85 人和 40 人；管理人员由 2008 年的 124 人压缩至 107 人，减少了 17 人。医院高级职称人员由 97 人增加到 112 人，增加了 15 人。由于增设新的科室、服务规模扩大等因素，医院职工人数增加。医院注意压缩管理人员人数，减少行政成本，与此同时，注重提高人才队伍整体素质，努力引进高层次人才。

（3）资产情况

表 6-9 J 区医院资产情况 单位：万元

年 度	2008	2009	2010
金额	45322.74	45567.53	54447.56

数据来源：根据被调研单位提供的数据整理

2010 年由于药品及卫生材料库存、应收医疗款、固定资产增加及购买土地等原因，资产较前两年有较大增长。

（4）负债情况

表 6-10　J 区医院负债情况　　单位：万元

年　度	2008	2009	2010
负债	20555.86	19594.26	24792.68
流动负债	11555.86	15594.26	20792.68
长期负债	9000.00	4000.00	4000.00

数据来源：根据被调研单位提供的数据整理

负债增加主要是由于：应付药品、卫材款项增加，2010 年比 2008 年贷款增加了 2000 万元。

6.4.2　运行情况

（1）医院医药费用情况

1）门诊次均费用

表 6-11　J 区医院门诊次均费用　　单位：元

年　度	2008	2009	2010	平　均
次均费用	178.76	195.98	204.12	192.95
药费	102.08	115.25	123.55	113.63
药费比	57.10%	58.81%	60.53%	58.81%
检查费	32.58	34.94	35	34.17
检查费比	18.23%	17.83%	17.15%	17.73%
治疗费	28.86	29.35	28.34	28.85
治疗费比	16.14%	14.98%	13.88%	15.00%
化验费	11	11.57	13.2	11.92

续表

年　度	2008	2009	2010	平　均
化验费比	6.15%	5.90%	6.47%	6.17%
手术费	2.02	2.05	2.17	2.08
手术费比	1.13%	1.05%	1.06%	1.08%
挂号诊疗收入	2.22	2.82	1.86	2.3
挂号诊疗收入比	1.24%	1.44%	0.91%	1.20%

数据来源：根据被调研单位提供的数据整理

从表 6-11 中可以看出，药费占门诊次均费用的比例最高，三年平均为 58.81%，其次是检查费，三年平均为 34.17%。将表 6-11 用条形图表示，如图 6-1 所示。

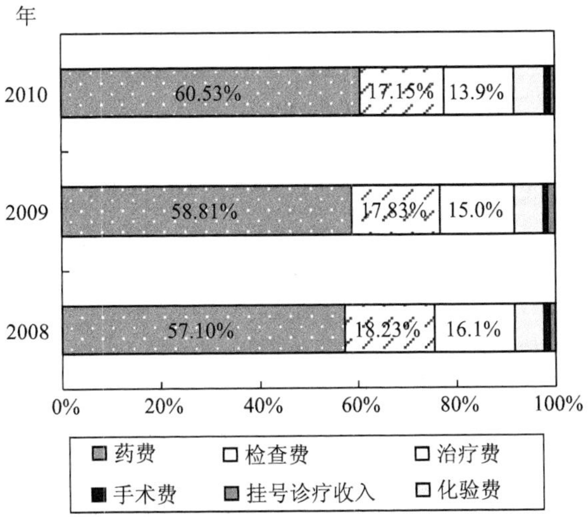

图 6-1　2008—2010 年门诊次均费用比例

数据来源：根据被调研单位提供的数据整理

门诊次均费用中，2008—2010 年药费所占比例分别为 57. 1%、58. 81%、60. 53%，呈上升趋势；治疗费所占比例分别为 16. 14%、14. 98%、13. 88%，呈逐步下降趋势；手术费、挂号诊疗收入所占比例 3 年平均为 1. 08%、1. 2%，所占比例较小。

2）出院病人人均医药费用

表 6-12　J 区医院出院病人人均医药费用

年　度	2008	2009	2010	平　均
人均住院费用/元	6823. 8	7550. 56	9082. 3	7818. 89
药费/元	2925. 85	3227. 96	3853. 65	3335. 82
药费比	42. 88%	42. 75%	42. 43%	42. 69%
床位费/元	360. 78	355. 37	376. 37	364. 17
床位费比	5. 29%	4. 71%	4. 14%	4. 71%
检查费/元	501. 47	580. 43	681. 8	587. 9
检查费比/元	7. 35%	7. 69%	7. 51%	7. 51%
治疗费/元	2180. 52	2385. 09	3056. 22	2540. 61
治疗费比	31. 95%	31. 59%	33. 65%	32. 40%
化验费/元	559. 71	708. 76	801. 55	690. 01
化验费比	8. 20%	9. 39%	8. 83%	8. 80%
手术费/元	187. 78	181. 06	196. 67	188. 5
手术费比	2. 75%	2. 40%	2. 17%	2. 44%
护理费/元	87. 84	89. 66	95. 55	91. 02
护理费比	1. 29%	1. 19%	1. 05%	1. 18%
其他收入/元	19. 85	22. 23	20. 49	20. 86
其他收入比	0. 29%	0. 29%	0. 23%	0. 27%

数据来源：根据被调研单位提供的数据整理

从表 6-12 中可以看出，药费占医院出院病人人均医药费用最高，3 年平均为 42.69%；其次为治疗费，3 年平均为 32.4%。将表 6-12 用条形图表示，如图 6-2 所示。

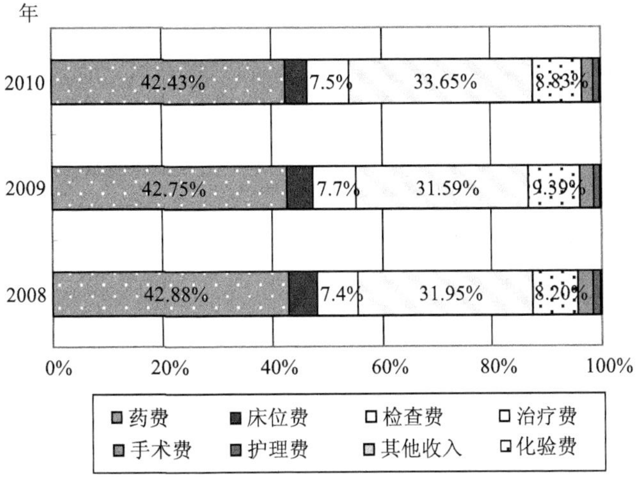

图 6-2　2008—2010 年人均住院费用比例

数据来源：根据被调研单位提供的数据整理

出院病人人均医药费用中，2008—2010 年药费所占比例分别为 42.88%、42.75%、42.43%，基本稳定并略有下降；治疗费所占比重 3 年分别为 31.95%、31.59%、33.65%，基本稳定；化验费、检查费、手术费占比 3 年平均为 8.80%、7.51%、2.44%，比重较低。

（2）效率与质量情况

表 6-13 J区医院效率相关情况

年份	2008	2009	2010
医师日负担诊疗人次	7.22	7.18	7.73
日均负担住院床日	2.7	2.3	2.35
平均住院日	12.28	12.21	12.24

数据来源：根据被调研单位提供的数据整理

医院门、急诊人次增长明显，由2008年的56.23万人次增加到2010年的72.41万人次，增长了28.8%，医师日负担诊疗人次逐年增加，效率提高。

表 6-14 J区医院医疗质量相关情况

序号	项目	2008年	2009年	2010年
1	医疗事故发生率	0.81‰ (2/24615)	0.4‰ (1/24787)	0 (0/25258)
2	大处方查出数		未具体统计	
3	新生儿死亡率	0	0.07%	0.13%
4	孕产妇死亡率	0	0	0
5	医院感染发生率	1.07%	0.94%	0.86%
6	治愈率	37.80%	37.71%	34.22%
7	好转率	56.57%	55.85%	60.23%

数据来源：根据被调研单位提供的数据整理

通过加强管理、提高医疗质量、加强业务培训等手段，医疗事故发生率逐年下降，2010年没有出现医疗事故。

（3）收支状况

1）收支总体情况

表 6-15 J 区医院收支相关情况 单位：万元

项目		2008 年	2009 年	2010 年	合计	2010 年与 2008 年比较增幅
业务收入		31038.11	31574.45	39009.06	101621.62	0.2568
医疗收入		13682.02	15677.46	19080.12	48439.6	0.3945
药品收入		12741.43	15095.22	18708.86	46545.51	0.4683
其他收入		57.76	114.08	248.27	420.11	3.2983
财政补助收入		4556.9	687.69	971.81	6216.4	-0.7867
其中	项目支出	4027.22	30.47	37.71	4095.4	-0.9906
	经常性补助	529.68	657.22	934.1	2121	0.7635
总支出		29391.34	35631.4	39917.02	104939.76	0.3581
基本支出		27009.88	32057.9	39654.32	98722.1	0.4681
（一）工资和福利支出		6787.05	7576.6	9285.73	23649.38	0.3682
（二）商品和服务支出		19016.84	22932.87	28041.02	69990.73	0.4745
（三）对个人和家庭的补助		863.97	986.19	1223.21	3073.37	0.4158
（四）其他资本性支出		342.02	562.24	1104	2008.26	2.2279
财政专项支出		2381.46	3573.5	262.7	6217.66	-0.8897
期末待分配结余			-513.89	-1196.88		

数据来源：根据被调研单位提供的数据整理

3年业务总收入为10.16亿元，其中财政补助收入6216.4万元；医疗收入由2008年的13682万元递增到2010年的19080万元，增加了5398万元，增长39.45%；药品收入由2008年的12741万元递增到2010年的18708万元，增加了5967万元，增长46.83%。

3年总支出10.49亿元，其中财政专项支出6217.67万元。2008年总支出2.94亿元，2010年总支出3.99亿元，增加了1.05亿元，增长了35.71%。2008年财政项目支出4027.22万元，用于购置医疗设备。

2）医疗收入总额、结构

表6-16 J区医院收入结构

年 度	收入总额/万元	门诊收入/万元	门诊收入占总收入百分比	住院收入/万元	住院收入占总收入百分比
2008	13682.02	4256.00	31.11%	9426.02	68.89%
2009	15677.47	4975.57	31.74%	10701.90	68.26%
2010	19080.12	5833.87	30.58%	13246.25	69.42%
平均	16146.54	5021.81	31.14%	11124.72	68.86%

数据来源：根据被调研单位提供的数据整理

2010年比2008年门诊收入增加了5398.1万元，增长了39.45%，占总收入比重略有下降；2010年比2008年住院收入增加了3820.23万元，增长了40.53%。

3）医疗支出总额、结构

表 6-17 J 区医院支出结构

年　度	2008	2009	2010	平　均
支出总额/万元	15111.77	18009.84	22332.55	18484.72
工资福利/万元	6227.9	7025.99	8648.17	7300.69
结构比例	41.21%	39.01%	38.72%	39.65%
商品服务/万元	7756.24	9537.17	11789.71	9694.37
结构比例	51.33%	52.96%	52.79%	52.45%
个人补助/万元	807.61	925.4	1153.51	962.17
结构比例	5.34%	5.14%	5.17%	5.21%
其他/万元	320.01	521.29	741.18	527.49
结构比例	2.12%	2.89%	3.32%	2.85%

数据来源：根据被调研单位提供的数据整理

将表 6-17 用条形图表示，如图 6-3 所示。

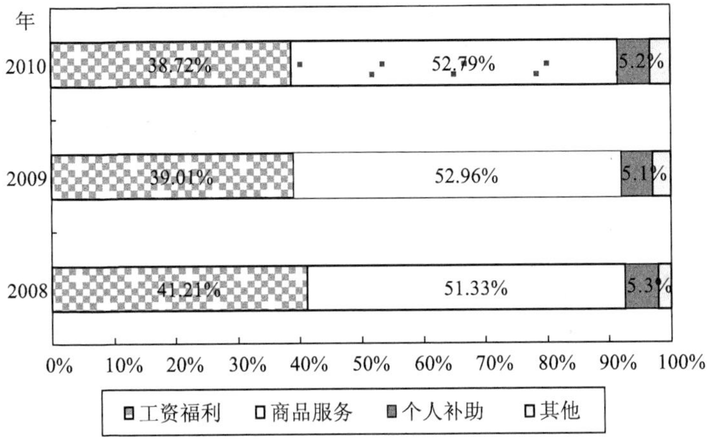

图 6-3 2008—2010 年医疗支出总额及结构

数据来源：根据被调研单位提供的数据整理

从图 6-3 中可以看出，商品服务支出、工资福利支出占总支出的比重最大。工资福利支出 2010 年比 2008 年增加了 2420.27 万元，增长了 38.86%。商品服务支出 2010 年比 2008 年增加了 4033.47 万元，增长了 52%。

4）药品的实际净收入（加价率），2008 年为 13.65%，2009 年为 13.88%，2010 年为 13.08%，维持在 15%以内。

5）来自医保支付的收入总额占总收入的比例、来自参保人员的收入总额占总收入的比例，如表 6-18 所示。

表 6-18　医保支付情况

年　度	2008	2009	2010
医保支付/万元	3853.83	5330.68	8896.13
占总收入的比例	14.58%	17.32%	23.54%
参保人员支付/万元	1092.29	1496.7	2018.94
占总收入的比例	4.13%	4.86%	5.34%

数据来源：根据被调研单位提供的数据整理

医保收入占总收入的比例增长较快，医保支付总额 2010 年比 2008 年增加了 5042.3 万元，增长了 1.3 倍。

（4）医务人员收入情况

1）J 区医院编制内医务人员平均收入与当地事业单位人员平均收入、当地居民平均收入的比较，如表 6-19 所示。

表 6-19　医务人员收入水平　　单位：元

年　度	2008	2009	2010
医院	60071.00	64156.00	75238.00

续表

年　度	2008	2009	2010
事业单位	40403.00	38459.00	48142.00
城镇居民	29343.00	28759.00	32122.00

数据来源：根据被调研单位提供的数据整理

2010 年与 2008 年相比，当地事业单位人员平均收入增幅为 19.2%，城镇居民平均收入增幅为 9.5%。医院医务人员平均收入水平由 2008 年的 60071 元增加到 2010 年的 75238 元，增加了 15167 元，增长幅度为 25.2%，高于当地事业单位与城镇居民收入的增长幅度。

2）医务人员收入结构

表 6-20　J 区医院医务人员收入结构

年度	2008		2009		2010	
	人数比重	人员收入/人员总支出	人数比重	人员收入/人员总支出	人数比重	人员收入/人员总支出
管理	13.60%	15.45%	10.10%	14.82%	10.31%	13.41%
医辅	10.39%	9.37%	10.63%	9.29%	11.22%	9.39%
医技	22.06%	21.08%	22.19%	21.04%	21.94%	21.33%
医疗	53.96%	54.10%	57.08%	54.85%	56.53%	55.87%

数据来源：根据被调研单位提供的数据整理

从事医疗工作的人员比重最大，2008—2010 年分别为 53.96%、57.08%、56.53%，其收入占人员总支出的比重 2008—2010 年分别为 54.1%、54.58%、55.87%，略有上升，说明收入分配向一线倾斜。

3）离退休人员费用

表 6-21　J 区医院离退休人员费用情况　　单位：万元

年度	2008	2009	2010
金额/万元	496.50	548.89	769.38
人数/人	182	200	212
人均/万元	2.728	2.7445	3.6292

数据来源：根据被调研单位提供的数据整理

离退休人员人均年收入逐年增加，2010 年比 2008 年增加了 0.9 万元，增长了 33%，但收入仍然偏低。

6.4.3　存在的问题

调研中，笔者与医务人员、中层干部及院长进行了座谈，听取了不同层级管理人员和医务人员的意见。通过了解患者意见、财务分析、征求区县相关政府部门意见等方法，归纳出医院在运行当中存在的问题。

（1）医院补偿不足

J 区财力相对薄弱，对卫生投入有限。近年来，对医院提供的公共服务、医院的设备购置、学科建设等补贴不到位，使医院的发展一定程度上受到了制约。医务人员的劳动价值得不到应有的体现，医疗收费价格结构比例不合理，医疗技术服务价格偏低。

（2）医院服务质量与运营效率有待进一步提高

医院的医疗服务水平与质量应进一步提高，以满足人民群众的医疗服务需求；医院资金运营管理工作相对薄弱，运营效率有待提高，医院运营管理人才缺失，经营管理意识不强，资金使用效率需进一步提高；医院债务负担较重，为满足人民群众对医疗资源日益增长的需求，医院不断加大固定资产方面的投资，加之物价水平不断提高，人力成本和运营费用不断增长，医院亏损呈现扩大化趋势；医院绩效考核体系与分配制度尚不完善。

（3）医院在人才培养上的困境

优秀的医学人才大多数选择了城市大医院，而基层医院特别是偏远地区的基层医院，医务人员大多数学历偏低，甚至以大中专生为主，医学知识基础差。目前的医疗环境造成了医学人才培养的困难，按传统方法在病人身上积累经验的临床教学模式越来越难以维持。基层病人数量少，医生经验明显不足，送人到大医院进修看得多、动手少，提高技术很难。

（4）信息化建设不足

多年来分散采购引进或自行开发的功能模块缺乏有效的共享和管理，缺少统一规划。医院信息化不仅需要专业人才，更需要熟悉医院业务、医院信息工程，能够协调各个业务部门的复合型人才。专业人才的缺乏，已经成为医院信息化部门目前面临的主要问题。

6.4.4 主要应对措施

（1）完善补偿机制

对公立医院的政策性亏损予以科学、合理的补偿；对医院基本建设、大型医用设备购置，经有关部门批准和评估论证后，根据轻重缓急逐年安排资金；对医院承担的公共卫生任务、医院重点学科建设、离退休人员经费，给予补助。进一步理顺价格关系，合理确定医疗价格，逐步调整收费结构，以体现医务人员的劳动价值。

（2）提高医疗服务质量与医院运营效率

畅通急诊绿色通道，提高急、危、重、突发意外救治能力；全面实施临床路径管理，规范诊疗流程；积极开展优质护理，实施责任护士对患者的全程责任制整体护理；通过培训增强服务意识，开展人性化服务，提高患者就医的满意度。

努力提高医院运营效率。加强运营管理方面人才的建设，引进既懂医疗管理又熟悉资金运营和掌握财务知识的复合型人才；建立健全内部管理制度，依法组织收入，进行增收节支。全面开展成本核算，用预算控制费用增长；加强财务管理内部监控制度，加强经济活动的财务控制和监督，防范财务风险；着重搞好对重大经费开支项目的论证工作，并通过对大量经济活动的综合分析研究，认真总结带有普遍性和规律性的问题，提出改进和完善的意见和办法，为宏观决策提供依据；加强固定资产管理，合理配置和有效利用国有资产，以维护国有资产权益。

建立因事设岗、竞争上岗制度。提高服务质量，降低服务成本。建立激励机制，完善内部分配制度。以公益性为原则建立分配机制，完善和提高县级医院的营运效率和活力。分配制度必须体现激励性，实现效率优先、兼顾公平。提高资源利用率，积极开展社区卫生服务和老年特别护理服务，充分利用乡镇卫生院的医疗资源，逐步形成防、保、康一体化服务。

（3）加大人才培养力度

健全管理制度，强化人才培养，更重视人才引入后的全面培养；严格执行人才引入制度与标准，充分体现公开、公平、公正及优选原则；营造学术氛围，使中青年医学专家有个人学术发展的空间。遵循公正、公平的原则，建立完善的薪酬体系。营造良好的医院文化，增强人才的归属感。

（4）科学、合理的信息化建设

针对信息化建设制订短期和长期规划，并且随着信息技术的不断发展，结合自身实际，对信息化建设的目标适时做出调整，经过充分的论证后再行实施。加强专业人才队伍培养。引进既懂医院管理又熟悉信息化管理的复合型人才，同时加强信息技术培训的力度，增加外出学习和交流的机会，在医院形成一支较强的技术力量，保证信息系统工作正常、有效地运行。

6.4.5 启　示

3年里，本案例医院的人员变动体现为专业医务人员增加较多，医院管理和工勤人员增加较少，减少了行政成本，节省了财政支出。从门诊次均费用结构看，药费占比依然较高，手术费和挂号诊疗收入较低。从医院收入结构看，来自医保支付的收入总额占总收入的比例较低，说明医疗保险制度有待进一步完善。本案例反映出的医务人员劳动价值得不到应有体现、运营管理人才缺失、医学人才培养困难、医院信息化建设不足等问题具有代表性，应当成为财政补助支持的重要方面。

6.5 综合改革——综合施策建立现代医院管理制度

6.5.1 基本情况

K 医院是一所拥有职工 3000 人左右的省立三级甲等医院，2009 年全年累计就诊 1846818 人次，日平均门诊 7387 人次，平均住院日 11.67 天，出院病人 28580 人，2009 年业务收支结余为负。

6.5.2 存在的主要问题

（1）政府对公立医院的管理存在管办不分、政事不分的现象。院长的权力受到限制，不能得到有效的发挥与监督。

（2）虽然已经实行全员聘用制，但人员流动性依然不大，绩效考核机制和分配制度不健全，没有最大限度地调动医务人员的积极性。

（3）医院收入结构不理想，药品收入所占比重偏高，医疗费用价格偏低。随着政府医疗体制改革的不断深入，医院药品收支结余将继续呈下降趋势，用药品收支结余弥补医疗收支亏损的局面将难以维持。

（4）医院的运营效率有待提高，仍需通过推广新技术、创新管理手段、优化诊疗流程，进一步降低平均住院天数，提供更为安全、有效的医疗服务。

6.5.3 主要做法

（1）引入现代管理制度，提高医院运营效率

1）实行法人治理结构。在卫生行政部门和公立医院两个层面建立责权明确的治理结构。卫生行政部门负责规划、监管和考核，医院负责执行。卫生行政部门在权责明确的基础上结合社会力量对医院实施有效监管。医院实行监事会监督下的院长负责制。公立医院的院长是医院的经营者，在卫生行政部门的直接领导下行使法人代表职责，行使医院日常运营管理工作的权力。院长召集院务委员会，院务委员会是公立医院日常运营的经营决策机构，由总会计师、副院长、院长助理组成，卫生行政部门院务监事列席。院务委员会每月至少召开一次，会议议案需经委员会成员投票表决通过并实行简单多数原则，院长和总会计师持一票否决权。

2）实行灵活的用人制度。实施竞争性的用人制度。新职工竞争录用，中层干部竞争上岗，职工身份的事业单位性质不变，实行全员聘用。建立有利于医务人员流动的社会保障机制，全员上“五险一金”，解决能进能出的问题；推行医师多点执业。本院专家可以到院外执业，院外专家也可以到本院执业。

3）实行科学的绩效考核指标。建立政府对医院以公益性为核心的综合绩效考核体系，从公益性、质量与安全、效益效率和医院发展等方面进行考核。考评结果作为政府对医院补助、工资总额的确定及领导干部任免的参考依据。医院根据员工岗位、业绩、复杂度、风险、工作量等指标进行综合考核和评价，考核结果与

个人岗位绩效工资挂钩。

4）实行合理的分配机制。职工工资总额动态调整。对医院进行以公益性为核心的综合考核，根据考核结果确定医院可供分配的职工绩效工资总额。院长实行年薪制。卫生行政部门对院长实行年度考核，根据考核结果确定院长的年薪。实行岗位绩效工资制。医院内部实行岗位工资制，体现了“劳有所得、多劳多得、优劳优得”“向关键岗位、一线岗位倾斜”。科室效益工资总额的产生与收住病人数、科室总床位数、成本控制率、工作质量等多个因素相关。

5）实行精细化的财务管理制度。卫生行政部门向医院委派总会计师。总会计师主要负责医院的财务管理、成本管理、预算管理、会计核算，以及会计监督等方面的工作，并参与本单位重要经济问题的分析和决策。总会计师对卫生行政部门负责，积极推进医院全成本核算工作，增强医院的成本意识，减少支出浪费，提高资金使用效率。细化医院成本核算单位，让医院每一个环节都有压缩成本的动力和压力，实现医院精细化管理。

6）建立优质、高效的医疗服务体系。“以病人为中心，以质量为核心”，促进医院内涵建设。一是加强对医院的科学化、规范化、专业化和标准化管理，以疗效好、费用低、安全可靠为目标，提高医院的医疗安全、服务质量与服务能力。二是以推广使用临床路径、推广新技术、提高医疗服务技术系数、与基层机构分工协作及双向转诊等为手段，实现平均住院日的缩短、床位使用经济效率的提高。三是充分发挥大型公立医院在解决急重症、疑难病救治，医疗技术指导等方面的突出作用，使优质资源使用效率最大化。四是大力推进公立医院信息系统建设和改造，逐步建立“统一高效、资源整合、互联互通、信息共享、透明公开、使用便捷、实时监管”的医药卫生信息系统平台。

（2）政府部门联动，为医院提供政策保障

1）价格政策。有选择地对部分医疗服务价格项目进行有升有降的结构调整。逐步提高体现医务人员技术和劳务价值的医疗服务价格，同时合理降低盈利水平较高的化验项目价格和大型医用设备检查价格。

2）医保政策。研究探索医保付费方式改革。医院提出以总额预付付费方式为主，项目收费、DRGs多种付费方式并存的付费方式改革。

3）人事政策。研究在事业单位性质不变的前提下，根据医院的功能定位、工作量和现有编制使用等因素，合理确定医务人员编制。研究制定全员上“五险一金”的实施细则，以确保医务人员退休工资水平不降低。

4）财政政策。政府按照国家医改文件的要求，优化财政投入方式，对医院基础设施、大型设备购置、公共卫生任务、政策性亏损补贴、重点学科、离退休人员经费共6个方面进行补助，明确财政补助项目和补助标准，同时保障改革的一次性费用。

（3）完善多方监督体系，确保公立医院改革顺利推进

1）加强政府监督。主要负责对医院发展方向、公益职能、社会满意度、准入、质量等方面的监督。

2）加强消费者监督。建立医院信息公开制度，及时披露医院有关的医疗服务质量信息、医院财务信息，把医疗质量和医院财务管理置于社会和群众的监督之下。

3）建立第三方监督机制。第三方主要由协会、专业组织等多方组成，对医疗服务进行监督，确定其服务和费用的合理性，避免过度医疗。充分发挥医疗保障经办机构对医疗服务的监督制约作用。

6.5.4　改革成效

通过综合改革合理调整医疗服务价格，建立了科学、合理的补偿机制，改变了公立医院过度依赖药品销售收入维持运转的局面；提高了公立医院的工作效率和服务质量，解决了目前优质医疗资源分布不合理的现状，逐步缓解就医问题，实现了百姓病有所医的目标。

7　完善公立医院财政补助的政策分析和建议

本章主要是对当前的财政政策、医院治理结构进行分析，查找问题，为完善财政补助政策提供思路。

7.1　我国公立医院财政补助政策演变及启示

（1）演变历程①

1949—1978 年，我国实行了严格的计划经济体制。我国对公立医院的经费开支采取差额补助的办法，全国平均补助水平约占医院全部支出的 20%左右，年终结余一律上缴财政。从 1960 年起，对全国医院的预算管理由原来的“全额管理，差额补助”的办法改为“全额管理，定项补助，预算包干”，即全部工作人员的工资，包括附加工资 3%在内，由国家预算开支，这样全国补助水平提高到约占全部医院开支的 35%左右，其他仍由医院收入来解决。对于收支结余，医院可以用于进一步降低收费标准，减轻病人的经济负担，也可以用于多办事业和增添器材设备。

① 参考财政部社保司．卫生财务法规摘编（1950—1995）[M]．北京：人民卫生出版社，1997.

1978年以来，我国逐步探索由计划经济向市场经济转轨。1979年，卫生部、财政部和国家劳动总局下发了《关于加强医院经济管理试点工作的意见的通知》（〔1979〕财事字第107号），提出加强医院的经济管理，国家对医院的经费补助实行“全额管理、定额补助、结余留用”的制度，即将包工资的方法逐步改为按任务、编制、床位等实行定额补助的办法。增收节支的结余，主要用于改善医疗条件，也可以拿出一部分用于集体福利和个人奖励。病人欠费基金、大型设备购置、房屋大修专款不包括在定额补助之内，每年根据财力可能专项安排。退职退休人员所需经费，从退休第二年起按实际需要编列预算。

为了保护人民身体健康、减轻人民负担，国家对医院收费和药品价格采取低费、低价政策，多次降低医疗收费标准和药价。到1979年，降低后的价格水平与1950年相比下降了82%，影响了医院的发展。1981年国务院批转卫生部《关于解决医院赔本问题的报告》（国发〔1981〕25号），对享受公费医疗和劳保医疗人员试行按成本收费（工资不计入成本）的试点，对群众看病仍按原来的低标准收费（简称两种收费制度）。

1988年2月2日，卫生部、财政部下发《关于制发〈医院财务管理办法〉〈医院会计制度（试行）〉的通知》（〔1988〕卫计字第9号），提出医院是差额预算管理单位。国家对医院实行“全额管理，差额（定额、定项）补助，超支不补，结余留用”的预算管理办法。医院的各项收支均纳入预算管理。编制预算时，应分列收入数、支出数和差额补助数。收入预算数参考上年预算执行情况，根据年度增收条件、措施测算编制。支出预算数本着量入为出、厉行节约的原则，根据事业发展需要与财力可能情况测算编制。以收抵支后的差额补助数应与主管部门或财政部门核定的数额或项目计划开支水平相一致。年终预算收支结余扣除专项资金结余后，应按照有关规定提取事业发展基金、职工福利基金和职工奖励基金。

1998 年 11 月 17 日，财政部、卫生部修改了医院财务管理办法，制定了《医院财务制度》（财社字〔1998〕148 号），明确提出医院实行“核定收支、定额或定项补助、超支不补、结余留用”的预算管理办法。定额或定项补助的具体内容和标准，是根据各级各类医院不同的特点和业务收支状况以及财力可能进行确定。通过政策调整，加强了对公立医院的政府保障力度。医院全部资金属于预算资金，不再区分为预算内、外资金，所有收支全部纳入预算管理。医院取消原有的差额预算管理形式，将过去单纯反映预算拨款及其支出的传统预算管理方法，改变为能够全面反映医院各项收支活动的新型的单位预算管理体制，使医院财务管理体制更好地适应社会主义市场经济体制的需要。对医院实行的预算管理办法，改革了国家包办医院的传统观念和做法，明确了国家财政对医院的发展政策，有利于加强医院收支管理和预算管理，保证医院的各项资金做到合理、有效的使用。

2000 年，财政部、国家计委和卫生部制定《关于卫生事业补助政策的意见》（财社〔2000〕17 号），提出政府举办的县及县级以上非营利性医疗机构以定项补助为主，由同级财政予以安排。

补助项目包括医疗机构开办和发展建设支出、事业单位职工基本养老保险制度建立以前的离退休人员费用、临床重点学科研究、由于政策原因造成的基本医疗服务亏损补贴。对中医、民族医、部分专科医疗机构要给予适当照顾。政府举办的社区卫生服务组织以定额补助为主，由同级财政予以安排。根据社区卫生服务组织承担的社区人口预防保健和最基本的医疗服务任务核定补助经费。

2009 年，国家实施新医改，重点提高对公立医院的保障水平，维护公立医院的公益性质。3 月 17 日，中共中央、国务院下发了《关于深化医药卫生体制改革的意见》（中发〔2009〕6 号），提出坚持医疗服务公益性原则，要求落实公立医院政府补助政策。逐步加大政府投入，主要用于基本建设和设备购置、扶持重点学科发展、符合国家规定的离退休人员费用和补贴政策性亏损，对承担的公共卫生服务等任务给予专项补助，形成合理、规范的公立医院政府投入机制。对中医院（民族医院）、传染病院、精神病院、职业病防治院、妇产医院和儿童医院等在投入政策上予以倾斜。严格控制公立医院建设规模、标准和贷款行为。

2010 年，财政部、卫生部下发了新的《医院财务制度》（财社〔2010〕306 号），对 1998 年的《医院财务制度》进行了全面修改。国家对医院实行“核定收支、定项补助、超支不补、结余按规定使用”的预算管理办法。定项补助的具体项目和标准，由同级财政部门会同主管部门（或举办单位），根据政府卫生投入政策的有关规定确定。地方结合本地实际，对有条件的医院进行

“核定收支、以收抵支、超收上缴、差额补助、奖惩分明”等多种管理办法的试点。社区卫生服务机构财务管理制度单独制定。

纵观新中国成立以来政府对公立医院实施的预算和财务管理政策，可以看出公立医院财政补助政策经历了一个由粗放到逐步精细、由政府兜底到定额或定项补助的演变过程。这与我国经济体制改革历程相适应，与财政管理的科学化、精细化相适应。计划经济时期，我国医疗卫生服务资源由政府配置，国家对医疗服务和药品价格实施严格的计划管理，医疗卫生资源具有较强的社会福利性质，所以，政府对医院采用了保工资、差额兜底等政策措施，承担了更多的责任。改革开放以来，为了弥补政府财力不足，鼓励公立医院经营搞活，尽快改变医疗资源缺乏的局面，政府通过建立社会保险制度、理顺医疗服务价格和增加财政投入等多种方式对公立医院进行补助。这一政策的演变历程应当成为完善当前公立医院财政补助政策的重要参考和基础。

（2）公立医院财政补助存在的主要问题

新中国成立以来，在国家经济社会政策的作用下，我国医疗机构数量呈逐渐增加的趋势，医疗卫生资源得到了极大的改善。根据国家卫计委发布的数据，截至 2016 年 4 月底，全国医院 2.8 万个，其中公立医院 12982 个，占机构总数的 46.36%。2016 年 4 月，医院诊疗人次 2.7 亿人次，其中公立医院为 2.4 亿人次，占诊疗人次总数的 89%。虽然从机构和医院诊疗人次数可以看出，公立医院是提供医疗服务的主体，但是政府对公立医院的财政补助政策存在以下主要问题：

1）财政对公立医院经费补助比例偏低

以综合医院为例，近几年全国卫生部门综合医院平均财政补助占医院总收入的比例不到8%，甚至远远低于新中国成立之初的政府补助比例。医院主要靠提供医疗服务获得收入来维持运营，这也经常被一些研究者归结为公立医院公益性淡化的主要原因（见表7-1）。

表7-1 卫生部门综合医院平均财政补助占医院总收入比例

年 份	2002	2003	2004	2005	2006	2007	2008	2009
所占百分比（%）	7.35	7.49	6.22	5.98	6.39	6.97	6.97	7.40

数据来源：《2010年中国卫生统计年鉴》

同时，从财政支出的结构分析，医疗卫生支出占财政支出的比重也远远低于教育支出、社会保障和就业支出所占的比重（见表7-2）。

表7-2 教育、社会保障和就业、医疗卫生支出占财政支出的比重比较

年 度	2003	2004	2005	2006	2007	2008
教育占比（%）	13.6	13.53	13.34	13.52	14.25	14.32
社会保障和就业占比（%）	11	11.18	11.16	10.87	10.89	10.84
医疗卫生占比（%）	3.37	3.29	3.34	3.52	3.98	4.53

数据来源：2009年6月全国医改政策培训讲稿

依据《2014年中国卫生和计划生育统计年鉴》，1990—2002年，政府卫生支出占财政支出比重由6.07%降至4.12%，2002—2013年，这一比重又由4.12%上升6.83%。总体上看，政府卫生支出占财政支出比重一直偏低。

2）基层公立医院财政补助资金少

政府对公立医院的补助资金，主要流向了基础相对较好的公立医院，而对低收入人群利用较多的乡镇医院投入较少。以2009年我国五级综合医院平均每所医院的财政补助情况为例，中央属医院平均12690万元，省属医院平均3426万元，地级市属医院平均1270万元，县级市属医院平均486.9万元，县属医院平均451.9万元。虽然不同级别的公立医院规模不一样，各级财政保障能力也不一样，但从财政补助资金量看，中央属和省属医院政府投入多，地级市属、县级市属、县属及乡镇医院的政府投入层层递减。乡镇医院不属于综合医院统计范畴，平均政府投入补助49.57万元。从总量分析，2009年，各级医院财政补助总投入663.17亿元，其中卫生院财政投入192.17亿元，占医院财政补助总投入的28.97%。但是，各级医院总诊疗人次数19.21亿人次，其中卫生院总诊疗人次9.20亿人次，占医院总诊疗人次的48.84%。可以看出，基层医院财政补助投入与它所承担的医疗服务工作量不相适应。① 2013年，基层医疗卫生机构财政补助收入1049亿元，占各类医疗卫生机构财政补助收入3131亿元的34%。同年，基层医疗卫生机构总诊疗人次43亿人次，占各类医疗卫生机构总诊疗73亿人次的59%。②

---

① 地级市属含地区和省辖市区属，县级市属含地级市辖区属。数据来源参见《2010年中国卫生统计年鉴》。

② 数据来源：《2014年中国卫生和计划生育统计年鉴》。

3）公立医院预算管理方式单一，财政补助政策难以完全落实

目前，我国公立医院实行“核定收支、定项补助、超支不补、结余按规定使用”的补助政策，有利于鼓励医院通过自身服务实现收支平衡，对促进公立医院的发展具有积极意义。但此项政策没有根据公立医院公益性质的强弱制定有区别的分类补助政策。尽管在实际的补助过程中，财政区分传染病医院、精神病医院、妇幼儿童医院，在投入上有所倾斜，但是从预算管理制度上没有明确的分类政策。新医改政策提出公立医院基本建设、大型设备购置等6个方面由政府保障，但实际中由于医院规模过大、发展缺乏规划及财力有限等因素，财政补助政策难以完全落实。

4）公立医院政府补助重在养机构

以某省公立医院的补助包括基本支出补助和项目补助为例。具体是：

基本支出补助包括人员经费补助、个人和家庭补助支出、公用经费补助。人员经费补助包括补助基本工资、卫生津贴、护龄津贴。对精神病、传染病医院编制内人员的基本工资和国家规定范围的津贴全额补助；对其他医院的基本工资按不同比例进行部分补助，津贴按编制内人均定额进行补助。个人和家庭补助支出主要补助职工住房公积金、无房新职工住房补贴及离退休人员费用。公用经费补助主要按定额补助离退休公用经费。

对医院项目经费的补助主要根据各医疗机构事业发展需要，统筹安排医疗设备购置、房屋设施改造修缮等。按照医改文件要求，政府对公立医院基本建设投入、离退休人员经费、公立医院

政策性亏损、重点学科建设、大型医疗设备购置和提供的公共卫生服务补助共6个方面进行补助，不要求对公立医院在职人员工资进行补助。因此，以上补助分类会随着该省公立医院补助政策的进一步调整而相应进行调整。

5）科学的财政补偿机制没有建立

长期以来，我国对医疗服务实行低价或按成本定价政策，以体现医疗服务的公共福利性质。医院由此造成的减收由财政补助。实际上，改革开放30多年来，医疗服务成本不断提高，而医疗价格调整滞后，部分医疗服务价格严重低于成本。同时，财政补助也越来越不能弥补医院的亏损，给医院发展背上沉重的负担。公立医院补偿需要财政、医保、价格和医院四方联动，形成良性、可持续的补偿机制。

6）财政补助资金监管不力

公立医院缺乏有效的财政补助绩效评价体系，引导医院确保公益性，提高效率。没有对公立医院基本建设与大型设备购置财政补助进行科学、合理评估的制度，资金安排常常缺乏可操作的政策依据。地区范围内资源共享共用效率低，公立医院重复投资普遍，资金使用效率低，患者的切身利益难以得到保障。

以上是公立医院当前面临的共性问题，实际中，不同级别不同地区的公立医院面临的具体问题会存在差异。如本书前两章分析的各案例中的不同医院就面临不同的问题。

7.2 财政补助与我国公立医院治理结构分析

2009年以来，国家启动了新一轮医改实施方案，在完善新型农村合作医疗制度、社区卫生机构实行药品零差率销售等方面取得了显著成效。目前，全国医改进入了公立医院改革攻坚克难阶段。公立医院改革包括人事制度改革、收入分配制度改革、医疗服务改善和监督管理等多个方面，其中最难的是完善公立医院治理体制，理顺公立医院政府管理模式，改善医院内部治理，提升医院运行效率。财政补助与公立医院治理结构存在内在联系。治理结构是财政补助的医院制度的基础，直接影响财政补助的形式和成效。财政补助的改革也对治理结构产生影响。

7.2.1 我国公立医院治理与财政补助的历程回顾

本章所指的公立医院治理，包括来自公立医院外部的政府对公立医院的管理和公立医院内部运营两个层面的内容。新中国成立以来，我国政府对公立医院一直保持事业单位管理模式，医院就像一个准行政机关，院长有行政级别，医院的人、财、物全面接受政府的严格管理。计划经济时期，政府对公立医院主要实施“全额管理，定额或定项补助，结余上交”的预算管理模式。这种模式决定了公立医院在很大程度上属于政府包办，政府直接干预公立医院运营，医院缺乏运营自主权。改革开放以来，与我国经济体制改革相适应，政府对公立医院管理经历了逐步放权、调动医院服务积极性的过程。公立医院用人由被动接受政府分配转向拥有更多的自主权。目前，随着业务量的不断增加，公立医院聘用了大量的合同工。有些地区甚至对公立医院用人实行备案管理。公立医院的规模、设施设备和就医环境得到了极大的改观。财政补助与医院管理方式变化相适应，逐步由全额保障转变为差额补助。从医院行政管理事务看，我国政府对公立医院的管理体制先后实行了“党委负责制”“党委领导下的院长负责制”以及“院长负责制”3 种模式，① 尤其是 2009 年以来，新医改提出要完善公立医院法人治理结构，这是对现行公立医院实行“院长负责制”治理模式的创新和发展，指明了我国公立医院改革的方向。

7.2.2 当前我国公立医院治理存在的主要问题

（1）政府多部门监管，公立医院外部治理难以形成合力

公立医院外部治理主要来源于政府多个部门，呈多元化特点。公立医院要接受组织人事部门管理，如院长任职资格审查、任免和任期考核等。要接受卫生行政部门的监管，如对医院业务开展的直接指导和监督。要接受物价部门管理，如依法依规严格进行医疗收费。此外，还要接受财政部门对经费使用的监督，以提高卫生资源配置效率。多个政府部门都对公立医院的运行有话语权，分散行使不同的监管职能，但这些职能不可避免地存在专业局限性，实际中监督管理难以真正到位。决定医院发展成效的并不是作为公立医院出资人的政府，而是医院“内部人”。公立医院轻视

① 黄少瑜，魏榕清．公立医院法人治理结构的认识和思考［J］．卫生软科学，2011（5）：291.

国有资产配制、使用效率，不讲究成本核算，资源浪费现象还较为普遍，政府部门监管更是无从谈起①。

（2）粗放管理，医院内部管理效率不高

尽管公立医院治理模式改革历经多年，但我国公立医院内部治理结构仍然不健全，缺乏医院运营决策、执行和监督相分离、相制衡的机制。从“党委负责制”“党委领导下的院长负责制”到“院长负责制”，再到完善公立医院法人治理结构，这些措施均围绕一个问题，即谁是公立医院的经营者，但医院内部如何实施有效管理，对经营者如何建立有效的激励和约束机制，这个问题一直没有相对应的制度安排，医院权力缺位和越位并存。在医院发展重大事项决策方面，医院权力过大，在内部人、财、物调配方面医院却没有完全的自主权，而且政府对医院监管缺位，对院长没有真正落实业绩考核和问责制度（有些地区政府对公立医院有业绩考核制度，但实际中易于流于形式）。一些医院出于攀比或形象工程等考虑，不经过科学论证就“大干快上”，不顾医院经济实力，向银行大规模贷款搞基建，扩大医院规模，导致医院负债累累、运营困难，使医院趋利性严重，不利于医院健康、持续发展。医院为了增加收入，把创收指标层层下达分解，使员工收入与所在科室收入相挂钩。在问责制度缺乏的情况下，长期以来，医院形成了重资金、轻资产，重收入、轻管理的局面。医院管理的混乱直接影响了财政资金的使用效率。

① 叶露，胡善联. 公立医院出资人制度及其治理结构［J］. 中国卫生资源，2005（8）：105-107.

7.2.3 公立医院治理结构存在问题的根源

公立医院决策运行机制之所以存在上述诸多问题，与其复杂的委托代理关系和特殊的组织目标有关。

（1）全民股东导致公立医院所有权泛化，综合治理缺位

公立医院的资产归全民所有，但全民作为一个抽象概念，又无法直接管理和经营公立医院的国有资产。全体公民不得不将管理公立医院的权力委托给政府部门，但是，却又不存在一个专门的政府部门来主管公立医院。政府规划、编制、财政、人事、物价和医保等职能部门只是针对公立医院的经营进行单一的行业监管，却不存在一个能真正统筹协调有关部门对医院进行综合监督管理的机构，多头管理，职能部门横向联系不充分，难以形成政策合力。按照目前的资产管理体制，医院的资产所有权归属于本级政府，由医院行政主管部门直接管理，资产处置报同级财政审批。所以，医院的资产所有权、经营权和监管权分布在不同的政府部门，结果是容易产生资产管理的医院内部人控制和相关政府部门资产管理的缺位和越位。

（2）公益性目标和经营目标异化，公立医院运营目标错位

向社会提供基本医疗卫生服务、维护人民群众的健康、追求社会效益最大化，是公立医院与生俱来的社会责任。但现行体制下，绝大部分公立医院属于差额拨款单位，在补偿机制不健全的前提下，医院既要维护医院的公益性，又要通过医疗收入、药品收入维持医院的正常运转和推动医院的生存发展。在有效绩效评

价和问责制缺位的情况下，医院的经营目标和社会服务目标常常相背离，这也是公立医院趋利性严重、内部经营效率不高的根源。因此，如何实现医院经营目标与公立医院社会服务目标的完美结合，是公立医院法人治理结构需要解决的核心问题，也需要相应地改变财政补助方式，通过财政保障政策的调整更好地维护公立医院的公益性质。

（3）目标难以衡量和落实，医院内部缺乏清晰的治理机构，导致医院内部管理改革滞后

公立医院的首要目标应当是社会效益最大化、为全体公民提供最大化的医疗卫生服务，但是这样的目标不同于利润，是难以量化的，医院对实现这一目标的贡献更是无从量化。正是由于目标量化瓶颈，现有激励机制无法将代理人目标与委托人目标紧密联系起来。同时，公立医院院长负责制并没有解决公立医院内部治理问题，没有建立决策、执行和监督相分离与相制衡的机制。这些制度的缺失导致医院长期以来缺乏改善内部经营管理的压力。因此，如何建立有效的内部治理结构和考核评价体系，是个亟待解决的问题。目前，公立医院院长既没有加强管理的激励机制，也没有必须加强管理的硬约束。

7.2.4 建立公立医院法人治理结构的重要意义

法人治理结构又称公司治理（Corporate Governance），是公司组织制度的一种模式，目前学术界对它没有提出统一的概念，但对其基本特征是有共识的。从公司利益相关方来看，法人治理结

构反映的是公司所有者、经营者和监督者三方责权利关系的一种制度安排；从管理学基本原理来看，它反映的是公司管理者决策、执行和监督相互制约与相互平衡的机制。法人治理结构源于公司内部管理制度，但由于它的运行机制所反映出的高效、科学的优势，目前一些医院、学校等非营利性组织也纷纷效仿和应用法人治理运行机制①。

公立医院法人治理就是规范作为出资人的政府、作为经营者的医院和对公立医院所提供服务进行监督的部门三方之间的责权利的一种制度安排。这种制度安排，既能有效保障作为出资人的政府利益，又能够维护公立医院作为经营者的自主权利，还能对公立医院实现有效的监督。建立公立医院法人治理结构，是公立医院改革的基本方向，对于改善公立医院管理、解决当前存在问题具有十分重要的意义②。

（1）明确权责利关系，确保公立医院的公益性质

公立医院的相关利益方主要有政府、医院、患者和医护人员，其中政府又涉及财政、价格、医保等不同部门。各部门都有自身的职责和监管重点。例如，按照现行事业单位资产和财务管理体制，财政部门主要对公立医院资产和财务负责监督管理，维护国有资产保值增值。按照现行的医院价格管理政策，发改部门主要负责对医疗服务价格实施监督管理，对医疗服务进行合理定价。

---

① 黄少瑜，魏榕清．公立医院法人治理结构的认识和思考［J］．卫生软科学，2011（5）：291.

② 王霞，郑雪倩．公立医院法人治理结构现状综述［J］．中国医院，2007（11）：2-4.

按照现行医保管理政策，人力和社会保障部门主要负责医疗保险资金管理，旨在保障人民健康的同时降低医保费用支出。医护人员的职责主要是向病人提供医疗服务，但同时医护人员的劳务价值应当得到合理的保障。患者的诉求是少花钱、看好病。公立医院不同利益相关方的利益诉求不同，只有通过法人治理，合理地设计管理机制，明确各方的责、权、利关系，较好地平衡各方利益，尤其是确保公立医院运行既不偏离医疗服务公益性质的轨道，又充分调动医院加强管理的积极性，实现多方利益的共赢格局。

（2）明确医院管理自主权，解决管理缺位和越位的问题

公立医院是提供基本医疗服务的主体，建立公立医院法人治理结构的目的之一，就是在维护政府利益的前提下，充分发挥医院经营管理的积极性，合理界定政府对医院的管理边界。针对当前医院管理缺位和越位并存的现象，政府对公立医院要实施“抓大放小”的战略。对公立医院发展规划、重大投资、重要干部任免等重大事项，政府应当严格把关。对医院内部人力资源配合、工资总额下的绩效分配、日常运行物资调配和资产管理等事项，要给予医院更多的自主权。如此简政放权、扩大医院自主权、落实院长独立法人地位，已使诸多国内外公立医院办医主体达到了公立医院公益性落实、医疗质量保证、学科建设加强、服务效率提高、费用成本降低的理想目标。

（3）促进医院专业化管理，建立现代医院管理制度

专业化管理有利于提高医院整体运行效率增加产出、降低成本，是管办分开后公立医院的发展方向。国务院在《关于大力推

进城市公立医院改革试点的建议》中明确提出：现代医院是人才、技术、资金密集的机构，是高风险的行业，必须加强专业化、职业化、精细化管理。公立医院建立法人治理机构，明确了医院管理的责、权、利关系，为进一步实施专业化管理扫清了障碍，奠定了制度基础。在医院法人治理结构下，医院内部运行应当突出服务效率和经营效益优先，通过内部机构调整、医疗服务流程再造、人力资源统筹配置等手段，提升管理科学化、精细化和专业化水平。一些地方成立了公立医院集团，更应该推进集团内资产设备、医疗信息共享，学科、人才等医疗资源共用，实施各类医疗资源的专业化管理。许多地方甚至把公立医院集团委托给第三方专业管理机构管理，也是为了实现医院最低成本、最大效益的科学化和精细化管理。

7.2.5 建立公立医院法人治理机构的路径建议

（1）探索设立医院专门管理机构，完善公立医院法人治理链

针对当前政府部门多头管理的现状，在推进管办分开的基础上，对公立医院数量比较多、规模比较大的地区，可以探索成立专门的公立医院管理机构，代行政府出资人职责，对公立医院发展规划、国有资产、监督考核等重大事项实施具体监督管理，提高专业化管理水平。同时，又能更好地代表公立医院加强和其他政府职能部门的联系，更好地争取政策支持，维护公立医院的利益。

（2）完善内部治理机制，充分发挥医院理事会的决策职能、

院长团队的执行职能、医院监事会的监督职能

在建立专门的医院管理机构后，要进一步加强医院的内部治理。这既是公立医院法人治理结构的核心，也是解决公立医院公益性目标和经营目标不一致、提升医院内部运行效率的必要。内部治理主要从公立医院自身情况出发，按照决策、执行和监督相互分离和制衡的原则，健全机制，维护出资人利益，并充分调动医院经营者的积极性。具体来说，借鉴国内外的经验，可以探索在医院内部成立理事会、院长团队和医院监事会三方机制。

医院理事会是公立医院的决策机构，由政府出资人代表、人力社保部门代表、职工代表、患者代表等利益相关方组成。医院理事会对医院专门管理机构负责，承担公立医院发展规划、大型设备购置、基本建设、兼并重组等重大事项决策职能，并定期向医院专门管理机构报告。院长团队是医院的经营层，负责贯彻落实医院理事会的决策，经医院理事会批准对医院的人、财、物具有调配权力，并接受医院理事会的聘任和考核。医院监事会履行公立医院国有非经营性资产管理和对医院医疗服务、医院理事会及院长团队实施监督的职能。

（3）完善外部治理机制，建立群众监督委员会、卫生部门、其他政府部门等多方共同监督的外部治理框架

在新的公立医院治理结构中，政府是公立医院的出资者，相当于国有资产监管体系中的股东；医院专门管理机构是政府对医院资产管理的代理人，相当于国有资产监管体系中的国资委；而医院院长团队则相当于国有资产监管体系中的职业经理层。在完

善公立医院内部治理的同时，必须加强公立医院外部监管。监管内部治理结构中已经有医院监事会在发挥监督作用，但医院监事会的能力和精力毕竟有限，而医院运行涉及多个方面的专业知识。因此，要积极协调卫生部门、其他政府部门、医院专门管理机构之间的关系，有效发挥其他政府部门对公立医院的监督作用。在医院专门管理机构之外还可以探索建立群众监督委员会，公开、公平、公正地监督公立医院。建立群众监督委员会、卫生部门和其他政府部门对公立医院共同监督的外部治理框架。卫生行政部门要履行全行业和属地化管理职责。其他政府部门，包括财政、环保、税务、劳动和社会保障、药品监督等部门，则从款项划拨、环境保护、药品监督等方面对公立医院实现全方位监督。

（4）建立激励与约束并重的法人治理绩效考评机制

医院治理结构不仅包括表面的框架构建，如医院监事会、群众监督委员会等监督部门的建立，更重要的是要让这些部门发挥作用，使治理机制有效运行。为了使内部治理结构和外部治理结构都能够按照设计的目标行事，需要制定一系列规章制度，使公立医院的利益相关者，尤其是各方参与者能够按照规则行事，最终实现公立医院经营目标和公益性目标的最大化。医院专门管理机构要建立健全对公立医院的考核评价机制，可以实行层层考核体系。医院专门管理机构负责对医院理事会进行考核，医院理事会负责对院长团队进行考核，院长团队负责对医院内部进行考核。考核指标要突出公立医院提供医疗服务的公益性质，建立对院长团队和医务人员的激励约束机制。通过严格的绩效考核，发挥引导、激励、约束和规范作用，完善公立医院精细化、科学化管理手段。考核结果应当与医院管理团队的薪酬直接挂钩。

7.3 完善公立医院财政补助政策的思路与建议

7.3.1 基本思路

通过前面的分析，我们发现公立医院财政补助政策受经济体制、医院管理体制、卫生行业特征等多因素的影响。公立医院在运营管理中存在人才、技术、资金缺乏，机制不活，效率不高，医保制度不完善等诸多问题。这些问题的存在对公立医院财政补助政策的调整提出了需求，对财政资金使用效率产生了影响。可以说，完善公立医院财政补助政策，不是简单地增加投入，而是一个综合改革。公立医院体制机制调整是完善财政补助政策的前提和方向。完善公立医院改革要与事业单位改革相衔接，要与深化医改的重点相衔接，要与公立医院改革、医疗保险体系等方面的改革相衔接。增加投入一定是保障改革，通过花钱买机制。同时，要引导社会资本的投入。

事业单位改革的思路是，不以机构名称、经费形式、人员管理方式等作为分类标准，而是将社会功能作为唯一分类标准，将事业单位分类三类，即公益一类、公益二类和生产经营类。公益一类是指承担义务教育、公共卫生、基础科研、公共文化等基本公益服务，不能或不宜由市场配置资源的事业单位。公益二类是指承担高等教育、非营利医疗等公益服务，可部分由市场配置资源的事业单位。生产经营性类事业单位是指具备以下 3 个条件之一，主要从事生产经营活动，以营利为目的的机构：提供的产品和服务不属于政府必须提供的公益服务的范围；提供的产品和服务可以通过市场获得。大多数公立医院属于公益二类，所以，完善公立医院财政补助政策要体现国家对公益二类事业单位改革的取向。

从公立医院财政补助政策演变历程可以看出，政府对公立医院的补助政策取决于政府对公立医院的定位和未来发展目标。目前，国家新医改方案从宏观上明确了公立医院发展的公益性属性，这就决定了财政补助政策应坚持公益性方向。同时，财政补助应当紧贴当前公立医院运行实际，优化财政投入机制，有针对性地解决当前公立医院发展中存在的问题，促进医院加强管理、提高医疗服务水平。

7.3.2　具体措施

遵循以上思路，就完善公立医院财政补助政策提出以下具体建议：

（1）推进公立医院综合改革

1）创新公立医院管理体制，完善公立医院财政补助的制度基础

公立医院改革既要改革公立医院本身，又要改革公立医院管理体制。创新管理体制的重点是实行政事分开，理顺政府与公立医院的关系。一是转变政府职能。要求卫生行政主管部门创新管

理方式，减少对公立医院的微观管理与直接管理，强化制度政策法规、行业规划、标准规范和监督指导等职责，进一步落实公立医院的法人自主权。这一要求对于解决目前卫生行政主管部门对公立医院管得过多过死等问题，具有很强的针对性。二是探索管办分离。要求面向社会提供公益服务的公立医院积极探索管办分离的有效实现形式，落实公立医院法人自主权，确保其公益属性。这一要求主要是为了解决目前政府部门对公立医院许多事项管不了，也管不好的问题。

公立医院改革可以按照事业单位改革的总体原则，坚持“老人老办法，新人新制度，中人逐步过渡”（中人主要指公立医院转制前参加工作、转制后退休的人员）。对改革前参加工作、改革后退休人员，妥善保证其养老待遇水平平稳过渡、合理衔接。管办分离主要有北京模式、上海模式、鞍山模式和镇江模式。北京模式是成立医管局，承担办医院的职能。上海模式是成立申康医院管理公司，隶属于国资委，马鞍山、昆明都属于此类。鞍山模式是成立与卫生局并列的医院管理机构。镇江模式是由卫生局直管公立医院。这 4 种模式下，公立医院财政补助政策存在差异。

2）积极推进公立医院法人治理结构建设

完善公立医院发展决策机制，改变公立医院当前规模扩张软约束的问题，降低财政补助的资金需求和压力。公立医院通过法人治理机制，可以进一步增强公立医院院长的责任心，调动其积极性，加强医院全面管理，提高资源的整合和优化利用，增强医院成本理念，减少铺张浪费，可以从源头上提高财政资金的使用效率。

政府公立医院管理机构负责对本区域医院战略规划、公益职能履行、发展改革、医院运营、财务和资产管理等重大事项进行决策；负责聘任院长，对院长进行目标责任制管理和绩效考核，院长实行职业化、年薪制。对所办医院派驻监事会和总会计师，同时聘请社会第三方机构对医院进行监督。院长是医院的法人代表，负责组织医院日常运营管理，拥有对医院的人、财、物等资源较充分的使用和调配权。院长拥有对副院长及其他干部任命的决定权、对医院专家的聘用权。医院内部精简结构，扁平化管理，提高运行效率，有利于院长管理“一杆到底”。

3）完善公立医院的人事管理制度

针对公立医院目前用人机制不灵活、激励机制不健全、人员出口不畅等问题，除医务人员要提高思想认识、转变观念外，还需进一步深入推进和完善人事改革政策规定，如研究建立公立医院医务人员竞争上岗制度、研究建立管理岗位人员晋升办法、研究符合医院聘请高层次专家学者特点的特设岗位设置办法、研究为公立医院工作人员建立社会保险以解决解聘和非正常退休人员的退出机制等。继续推行聘用合同和岗位设置管理两项基本制度，所有工作人员根据所聘岗位均需与医院签订聘用合同，实现全员聘用。

具体思路：首先是公立医院根据机构编制情况，按照国家有关规定，综合确定本单位的岗位总量、结构比例和最高岗位等级等设置方案，由卫生行政部门审核汇总后，报政府人力社保部门核准。其次是公立医院根据政府人力社保部门核准的管理、专业技术和工勤技能岗位数量以及结构比例设置方案，与医院工作人员签订聘用合同，确定聘用岗位、期限、待遇、权利、义务等，其中管理岗位中领导人员聘用按照干部人事管理权限确定。公立医院和工作人员建立聘用关系，签订的聘用合同是公立医院人事管理的基本依据。再次是公立医院岗位聘用结果经卫生行政主管部门审核同意后报人力社保部门备案，工资部门根据岗位聘用备案结果确定医院工资总额。最后是单位管理、专业技术和工勤技能岗位出现空缺时，医院可以自行组织内部竞聘上岗或按本市有关规定面向社会公开招聘，选拔聘用符合岗位条件的人员。通过完善人事制度，能够降低医院的运营成本，减轻财政补助的压力。

充分挖掘和释放医务人员的潜能与活力。一是医院职工实行全员合同制管理。二是管理岗位实行逐级聘任管理，即医院管理机构聘任院长、院长聘任副院长及科主任、科主任聘任员工。三是技术职务实行评聘分开。四是全员上“五险一金”。医院已离退休人员工资不变，由财政补助负担；在职人员纳入养老保险体系。为确保在职职工退休后收入水平不降低，探索建立医院补充养老保险制度。财政对医院“五险一金”及补充养老保险缴费提供补助，补助水平需通过进一步精算确定，以减轻医院的改革负担。五是同工同酬，确保员工待遇的公平性。

4）建立以公益性为核心的绩效考核指标体系和逐级考核体系，完善绩效分配制度

医院管理机构对院长的考核指标主要包括医院公益职能、服

务效率、成本和资产管理、可持续发展4个方面，与医院收入脱钩。考核在结构上可以通过权重的调整实现灵活性，以突出年度工作重点，引导并影响院长团队和员工的行为。建立医院逐级绩效考核体系，即医院管理机构考核院长，院长考核副院长及科主任，科主任考核员工。通过逐级考核，确保医院的公益性得到贯彻和落实。考核的具体原则包括：

一是医院绩效工资总额不直接与收入挂钩，而是与公益性目标、工作量、成本控制、质量安全、可持续发展等因素挂钩。医院绩效工作总额可以根据医院管理机构对公立医院的考核结果进行相应的年度调整，上下浮动。二是院长实行年薪制。院长的绩效工资在单位绩效工资总额内，按照管理权限，由主管部门根据考核结果确定绩效工资水平和发放方式。院长与本单位工作人员的绩效工资水平要保持合理的关系。三是科室绩效收入与诊疗量、科室总床位数、成本控制率、工作质量等要素挂钩，与业务收入脱钩。四是员工绩效工资与岗位、业绩、复杂度、风险、工作量等指标挂钩，体现“劳有所得、多劳多得、优劳优得”“向关键岗位、一线岗位倾斜”。

5）完善公立医院医疗服务体系，提升财政资金使用效率

从宏观上统筹公立医院资源布局，盘活闲置资源，加强政策引导与分工协作，建立有序的就医分级诊疗格局。按照“小病在社区、大病到医院、康复回社区”的政策思路，促进二、三级医院医疗卫生资源的合理利用。加强与基层医疗机构的对口支援，带动基层医疗卫生机构的发展。发挥价格、基本医疗保障支付政

策等的引导和调控作用，引导患者一般诊疗及后期康复、护理下沉基层，逐步形成有序就医、分级诊疗的格局。

具体措施有：一是开展对口支援，加大监督考核力度。各二、三级医院在执行原有卫生支农对口支援任务的基础上，根据社区卫生服务机构的需求，选派相应的卫生技术人员到社区卫生服务机构进行对口支援，同时明确对口支援工作的目标、内容、方式以及双方的责任和权利。二、三级医院卫生技术人员在晋升中级职称前，应到社区卫生服务机构进行对口支援；临床科室中级职称（含）以上医务人员每年必须到社区卫生服务机构提供服务。卫生行政部门要建立对口支援工作监督考核机制，对无故拒绝到社区，或没有按时完成规定的每年到社区服务任务的人员，当年不能晋升职称，年度考核为不合格，不能评为年度先进。对于向没有按时完成每年到社区服务任务的人员开具完成任务的虚假证明的相关人员，年度考核为不合格，不能评为年度先进。在同等情况下，优先审批二、三级医院医生通过多地点执业方式到社区卫生服务机构提供服务。

二是建立大医院与社区卫生服务机构间的转诊预约机制。本着政府主导与自愿选择、层级就诊与就近兼顾相结合的原则，大医院与区域内社区卫生服务机构建立长期、稳定的分工协作关系。社区卫生服务机构要切实承担起“守门人”的职责，与对口医院建立转诊预约机制，签订转诊预约协议，及时将需要转诊的病人转诊到对应的大医院，并根据大医院下转相关病人信息，对下转病人进行跟踪管理。大医院要支持和疏导病人优先到社区卫生服务机构就诊，设立或指定专门部门或人员负责组织对社区卫生服务机构提供会诊或远程会诊支持服务，同时指导并配合社区卫生服务中心做好下转病人治疗的后续管理和指导工作，确保服务的连续性和有效性。

三是加强大医院与社区卫生服务机构间的人才培训和科研协作。支援大医院与受援社区卫生服务机构要建立人才培养机制，大医院有计划接收社区卫生服务机构的人员轮流到医院进修、培训。搭建大医院、公共卫生机构与社区卫生服务机构的科研合作和交流平台；市及区、县要增加社区卫生服务科研项目，加大社区卫生科研投入，制定鼓励和引导社区卫生工作者开展科研工作的政策；大力推广适于社区卫生服务机构开展的适宜技术，全面提高社区卫生服务机构人员的科研能力和水平。对于医院以上方面的资金需求，财政应当给予优先支持。

（2）建立价格、医保、财政、医院四方联动补助机制

目前，公立医院的收入主要来自患者个人付费、医保基金和财政直接投入。要尽可能地控制成本，完善公立医院财政补助机制，需要价格、医保、财政和医院的四方联动，综合提高管理水平与推进改革。新医改提出的价格政策改革，需要医保、财政政策的积极跟进。通过加大财政投入，花钱买机制、花钱建机制，建立科学、合理的医药价格形成机制。调整医疗服务价格，降低大型设备检查费，提高劳务价格，改变长期以来部分医疗服务价格扭曲的问题。针对医疗价格调整，医保部门要积极探索建立医疗保险经办机构与医疗机构、药品供应商的谈判机制，发挥医疗

保障对医疗服务和药品费用的制约作用。在不增加群众负担的前提下，通过扩大医疗保险报销范围或提高报销比例来使医疗保险基金承担由于价格调整新增的医疗费用支出。同时，各级财政可本着补贴供方与需方相结合、直接补贴逐步向间接补贴过度的原则，进一步加大财政对医保的投入，完善医保政策，提高医院报销水平，让参保人得到更多的实惠。

通过调整医疗服务价格，或改革现行医疗服务付费方式，可达到弥补公立医疗机构医疗服务成本的目的，使医疗机构依靠自身提供服务维持业务收支平衡。这个过程中需要建立价格、医保、财政、医院联动的机制。在统一的平台上要搭建起部门之间沟通交流的桥梁，建立联席会议制度。针对价格调整，医保与财政部门要积极应对，使百姓尽快见到实效。对于在实际操作过程中遇到的问题及时沟通，减少改革的成本，真正提高部门间的协作能力，更好地为百姓服务。在医院增收的同时，要积极推进医院内部成本核算工作，尽可能在保证质量的前提下，压低成本、减少浪费。

在试点医院推进以下价格改革措施；一是逐步放开一批特需服务、新项目和医院制剂的定价；二是调整护理费、床位费等项目价格；三是每年价格部门按全省平均成本对医疗服务价格进行审核，对于收费价格低于全省平均成本的项目，如果价格调整不到位，则由财政进行补偿；四是推进 DRG 等新的价格收费方式；五是通过四方联动方式来推进改革，使医保病人个人支出不增加、医院收入不减少。

在医疗保险基金收支预算管理和总量控制的基础上，对基本医疗保险现行的按项目付费为主的付费方式进行改革。探索建立住院费用按病种分组定额付费、门诊费用实行总额预付试点，逐步建立复合式医疗保险付费体系，控制医疗保险基金支出的不合理增长。财政部门除了按照国家医改要求，对公立医院基本建设、大型设备购置、重点学科、离退休人员经费、政策性亏损、公共卫生服务进行补助外，还根据改革的需要安排资金，减轻医院改革资金需求的压力。通过相关方的联动，完善公立医院补偿机制。

医院建立精细化的成本控制体系。一是通过科学定岗、合理用人、一人多岗等措施使人力资源效能最大化，有效减少人员成本支出。二是通过医院后勤社会化，有效降低后勤保障的成本支出。三是完善集中招标采购的方式，进一步降低医院药品耗材的采购成本。四是推行全成本核算，增强医院的成本意识，从而降低运行成本。五是实现医院精细化管理，推行主诊医师负责制，缩小成本核算单位，让医院每一个环节都有压缩成本的动力和压力。六是总会计师负责医院的财务管理、成本管理、预算管理、会计核算以及会计监督等方面的工作，并参与医院经济运行的分析和决策。

(3) 加大财政卫生投入力度，完善财政卫生投入倾斜政策

当前，医疗卫生事业是重要的民生工程，公立医院是社会公益事业单位，政府有责任保障公民的基本健康。针对当前公立医院政府补助比例偏低，医疗卫生占财政支出的比重明显低于教育、社会保障与就业支出所占比重的现实，各地要结合财力，增加财

政卫生投入，提高对公立医院的政府补助水平，建立合理、有效的公立医院投入保障机制。新医改提出，政府卫生投入增长幅度要高于经常性财政支出增长幅度，使政府卫生投入占经常性财政支出的比重逐步提高。各地要认真贯彻落实，对新医改卫生投入政策提出更具体的要求。例如，某直辖市就明确提出政府卫生投入增长幅度要高于经常性财政支出的增长幅度2个百分点，使卫生投入政策变成一个硬指标。另外，也可以参照教育投入政策。《国家中长期教育改革和发展规划纲要（2010—2020年）》明确提出，到2012年实现国家财政性教育经费支出占国内生产总值比例达到4%的目标。卫生部门也可以探索国家财政性医疗卫生经费支出占国内生产总值的一定比例，以此明确政府医疗卫生投入责任。财政部门要逐渐清理财政支出挂钩事宜，但对医疗卫生等领域支出依然要重点保障。

2002年，党中央、国务院发布了《关于进一步加强农村卫生工作的决定》，要求政府卫生投入重点向农村倾斜。2003—2010年，中央及省、市、县级人民政府每年增加的卫生事业经费主要用于发展农村卫生事业。尽管有明确的政策要求，但从实际情况看，目前乡镇卫生院取得的政府投入与其所承担的医疗卫生服务量不相称。可以预期，在新医改中，随着区域卫生规划的逐步落实和大医院病人的分流，城乡基层医院的医疗任务将进一步加大。因此，为了确保农村地区医疗卫生事业的发展和维持医务人员队伍的稳定，各级政府应加大卫生投入对农村和医疗资源相对薄弱地区的倾斜力度。可以按照基本医疗卫生服务均等化的要求，使乡镇卫生院政府总投入占医院政府总投入的比重不低于乡镇卫生院总诊疗人次占医院总诊疗人次的比重，建立起乡镇卫生院政府投入的长效机制。同时，对于农村和卫生资源薄弱地区的公立医院探索实行收支两条线管理，实施绩效工资改革，调动医务人员的积极性。1994年分税制改革后，中央财力明显增加，因此在增加农村和医疗资源薄弱地区政府卫生投入方面，应发挥主导作用，加大转移支付力度，完善转移支付制度，努力缩小政府卫生支出水平的地区差异。

（4）创新公立医院财政补助方式

从前面的分析可以看出，财政补助占公立医院总收入的比重偏低。一方面是由于公立医院规模较大，医疗服务收入增长快；另一方面是由于财力总是有限的。因此，要提高公立医院财政补助水平，必然要求政府对公立医院的财政补助“有进有退”，实施分类补助政策。具体而言，根据公立医院公益性的强弱，按照其服务性质、服务对象和服务项目，实施有区别的经费保障制度。如精神病医院、妇幼保健医院、传染病医院，可以探索实行全额拨款、收支两条线的预算管理方式，从根源上改变“以药养医”的局面，促进医院更好地发展；对于准公益性医院，可以实行定额或定项补助；对于经营性较强的少数医院，可以积极推向市场，引入市场机制，按照现代企业制度的要求，自主经营、自我约束、自我发展，政府通过买服务的方式进行补助。

对于资金需求量较大的公立医院基本建设和大型设备购置支出，各级财政可以以区域医疗需求为导向，进行统筹规划。探索建立医疗发展基金专户，专户由公立医院总收支的部分结余和地方财政的配比资金组成，通过财政资金按比例匹配的方式限制医院的购买冲动，提高医院设备的使用效率。

对于公立医院承担的传染病监测和防治、慢性病监测、健康教育等公共卫生服务职能，医疗科研、重点学科建设和卫生人才培养等医学技术支持职能，提供的医疗救助职能，各级财政可以依据公立医院的服务量和成本数据，实施多渠道、全方位补偿。例如，建立公立医院坏账补偿基金，加大医院提取坏账补偿金的比例，或由财政建立专项基金对经核实无法收回的病人欠款给予补偿；建立公立医院医疗风险保险基金，可以由财政设立专项基金，也可以由医院按收入的一定比例预提或统一缴纳，对公立医院发生医患纠纷需要赔偿的，由医疗风险保险基金支付，以减少公立医院面临的医疗赔偿风险。

除了对公立医院的直接补助，还可以发挥财政资金的引导和撬动作用。引进社会资本，通过医院托管等形式提供医疗服务，财政对医院日常运营提供补助。这也类似于政府购买社会医院管理机构的服务。在地方财力不足、医疗服务缺乏的地区，还可以探索政府和社会资本合作办医院的混合所有制形式，解决医疗卫生服务财政投入不足的问题。政府引导社会资本新建医疗服务机构，提供相关的支持政策。同时，加强对社会机构提供医疗服务的考核和管理，确保医疗服务的公益性质。通过完善投入方式，推动公立医院加快供给侧改革，提供更优质价廉、便捷的医疗服务。

（5）建立有效的预算管理和监管机制

1）规范医院的收支行为

公立医院收支全部纳入预算管理，健全预算管理制度，控制医院费用增长和人员、管理费用占支出的比重。完善以信息化为依托的公立医院财务预算管理体系，实现动态监测、时时监控，建立预算公开制度，接受社会监督。

2）积极推进医院成本核算

目前，公立医院财政资金使用绩效不高、基本建设和大型设备配备存在重复投资和浪费现象，很大程度上是因为公立医院缺乏规划和成本核算的理念，医院管理粗放，缺乏有效的监管手段。通过实行医院成本核算，对医院经济活动进行预测、决策、分析、控制和评估，能使医院会计从简单的预、决算管理，走向有组织的医院经济管理，为医院制定收费标准、政府确定财政补助提供依据。

3）建立基建和大型设备项目库

由财政、卫生部门或管办分离后的医院资产管理部门建立工作组，对医院的基建和大中型设备购置进行论证、评审，确定补偿数额和投入顺序，实施项目库管理。建立以公益性为核心的公立医院绩效考核体系。建立有效的奖惩制度，对于按照公益性要求完成各项工作并考评达标的医院，可在基本建设、大型设备购置上予以倾斜，还可以相应提高人员工资总额的支出比例，以调动医务人员的积极性。对于不达标的医院实施相应的惩罚措施。

4）建立政府对公立医院的绩效考评体系，促进医院精细化管

理和总体战略目标的实施

完善公立医院绩效考核构架，设立政府对医院绩效管理的一级考核指标体系，从运行与效率、社会效能、医疗质量与内部流程管理、科研与教学4个维度，选择与医院绩效关联度较高的关键指标，建立政府对医院的绩效考核体系。同时，应设立针对医院各部门及全员的二级乃至三级考核指标，为院长实现其对内部的全员绩效考核提供科学的工具。考核指标的设立标准：一是以社会效益为统领；二是抓住医院发展的关键环节；三是考核体系依托医院信息系统，自动截取信息，减少医院工作量，实时监控医院运行，避免数据被其他因素干扰；四是通过考核系统建设，便于医院管理人员对内部科室考核，提高医院实施这一考核系统的积极性。考评结果作为政府对医院补助、领导干部任免及医院对职工薪酬分配的参考依据。

（6）完善公立医院财政补助机制要与其他改革相衔接

完善公立医院财政补助政策，不仅要与公立医院综合改革相衔接，而且要与医药卫生体制改革的其他改革相衔接，与各项改革任务相衔接，体现公立医院财政补助的保障职能。

1）财政补助政策要有利于贯彻落实公立医院改革任务

要积极落实政府办医责任，深化补助机制改革，控制医疗费用增长，推进政事分开、管办分开。建立现代医院管理制度，开展管理服务创新。全面推进县级公立医院改革，深化城市公立医院改革。这些改革都要求财政加大投入，花钱买机制、花钱建机制。

2）财政补助政策要有利于促进基本医疗保险制度的完善

要健全全民医保制度，巩固并扩大覆盖面，提高保障水平，完善管理体制，提高管理水平。完善支付制度，完善城乡救助制度。发展商业健康保险，建立大病医保机制。对这些改革，财政要逐步加大投入比例，体现对需方的补助，让患者得到实惠，医院只有通过努力提供服务，才能从医保资金中获得更多的收入。

3）财政补助政策要有利于完善基本药物制度和基层医疗卫生机构建设

要巩固完善基本药物制度和基层机构运行机制。要深化综合改革，扩大基药实施范围。完善基药目录，规范基药采购机制。提高基层机构的服务能力，推进全科医生制度建设，促进人才向基层流动，推进基层机构信息化。近年来，财政在基本医疗卫生机构标准化建设、实施基本药物制度等方面进行了大量的投入，今后财政要继续加大投入、巩固成果。基层医疗卫生体制改革做好了，也有利于为推进公立医院改革提供保障、建立上下联动的改革模式。

4）财政补助政策要与其他基础改革相适应

要统筹推进相关领域改革。提高公共卫生均等化水平，推进资源结构优化和布局调整。发展非公立医疗机构，创新人才培养使用制度。推进药品生产流通领域改革，推进医疗卫生信息化，健全医疗卫生监管体制。这些改革也会对公立医院改革产生影响。

总之，我国公立医院政府补助政策调整方向需与国家经济体制改革取向相适应，要充分考虑影响公立医院财政补助的经济社会因素。对公立医院的财政补助应根据支出性质的不同，针对不同的补助内容，确立规范的经费补助办法和补助标准。政府财政补助应与公立医院绩效评估机制相联系，对公立医院经营者形成有效的激励约束机制，促使公立医院以实现社会效益为最终目标，更好地为群众提供优质、优价的医疗服务。

结　语

本书的分析表明，公立医院财政补助不是一个单纯的技术问题，社会主义经济体制、公立医院属性、补偿机制、管理体制、行业因素，以及运行机制等因素都会对它产生直接影响。同时，从本书的案例分析也可以看出，社会办医、商业保险发展状况也会影响公立医院的财政补助。许多地方积极探索、推进公立医院综合改革，为完善公立医院补偿机制提供了典型实例。

本书的主要贡献在于，提出了研究公立医院财政补助的新视角和分析框架。研究公立医院财政补助政策的目的是建立公立医院合理的补偿机制与渠道，最终更好地实现公立医院医疗服务的公益性质，推动解决“看病难、看病贵”的问题。从学术价值方面看，分析公立医院财政补助的经济社会影响因素，可以为进一步探索构建财政社会学奠定基础。公立医院财政补助是财政和社会保障相互关系的重要载体，是展示财政社会功能的主要途径与窗口。分析公立医院的财政补助、揭示财政的社会功能，是对多年来我国理论与实践工作专注于财政经济功能分析这一传统的突破和创新，是认识论和方法论的进步。财政社会学是下一步值得研究的方向。

参考文献

1. 著作类：

［1］财政部社保司．卫生财务法规摘编（1950—1995）［M］．北京：人民卫生出版社，1997.

［2］［美］丹尼尔·贝尔．资本主义文化矛盾［M］．赵一凡，蒲隆，任晓晋，译．北京：生活·读书·新知三联书店，1989：287.

［3］高和荣．经济社会学［M］．北京：高等教育出版社，2008.

［4］高培勇．中国财税体制改革30年研究——奔向公共化的中国财税改革［M］．北京：经济管理出版社，2008.

［5］顾忻，高梦滔，姚洋．诊断与处方：直面中国医疗体制改革［M］．北京：社会科学文献出版社，2006.

［6］［美］哈维·S.罗森．财政学：第四版［M］．北京：中国人民大学出版社，2000.

［7］［瑞典］理查德·斯维德伯格．经济社会学原理［M］．北京：中国人民大学出版社，2005.

［8］宋涛．政治经济学教程：第7版［M］．北京：中国人民

大学出版社，2006.

［9］王军．中国转型期公共财政［M］．北京：人民出版社，2006.

［10］乌日图．医疗保障制度国际比较［M］．北京：化学工业出版社，2003.

［11］周丽．我国公立医院行为绩效——价格管制下的实证研究［M］．北京：经济科学出版社，2011.

［12］朱幼棣．大国医改［M］．北京：世界图书出版公司，2011.

［13］王志伟，湛志伟，毛晖．扩张性财政政策的长期效应［M］．北京：北京大学出版社，2010.

2. 论文及其他：

［1］鲍翠玉．社会学视野的医患关系［J］．湖北社会科学，2005（11）.

［2］曹建军．当前我国药品价格形成机制剖析［J］．中国物价，2010（11）.

［3］曹燕，姜卫，黄锐．我国各省财政卫生投入的健康绩效比较［J］．中国卫生经济，2010（5）.

［4］陈光焱．我国财政的产生和财政的本质［J］．中南财经大学学报，2001（2）.

［5］陈共．正确认识国家财政在社会主义市场经济下的地位和作用［OL］．http：//www.chinasouke.com.

［6］陈瑶，朱晓丽，肖龙华．我国公立医院财政补偿机制理

论与现状分析［J］. 医学与社会，2010（12）.

［7］陈耘. 让公共财政的阳光更温暖［N］. 中国经济导报，2006-03-25.

［8］董莹，靖猛，尹爱宁，张相勇. 国外及我国港台地区公立医院补偿机制现状研究［J］. 中医药管理杂志，2010（4）.

［9］杜乐勋. 创新公立医院得到的补偿机制和政府对医院的投入机制［J］. 医疗健康卫生发展研究，2011（7）.

［10］杜乐勋. 论我国公立医院补偿的理念和方法［J］. 中国卫生，2008（3）.

［11］龚向光. 加大公共卫生投入，改革公共卫生筹资体制［J］. 中国卫生经济，2003（12）.

［12］郭军强，王林松. 完善我国公共财政卫生投入体制的研究［J］. 医学与哲学（人文社会医学版），2007（7）.

［13］何进. 政府财政卫生投入政策研究［J］. 现代商业，2010（8）.

［14］洪梅，顾红萍. 浅析公立医院政府投入机制与医疗服务价格调整关系［J］. 中国医疗前沿，2010（11）.

［15］侯建林，刘金峰，等. 德国公立医院近期改革动态及对我国的启示［J］. 中国医院，2002（3）.

［16］胡祖斌. 试论公立医院公益性缺乏的原因和对策［J］. 医学与社会，2010（5）.

［17］李清明，贾春岩，等. 关于构建我国公立医院新的财政补偿机制的思考［J］. 中国卫生经济，2007（5）.

［18］李卫平．社会医疗保险制度下公立医院财政补助机制［J］．中国卫生政策研究，2008（10）．

［19］冷志伟．公共财政下我国妇幼卫生投入状况及其影响研究［D］．山东大学，2008．

［20］刘宝，姚经建，陈文．从公共财政角度看公共卫生与医疗的伙伴关系［J］．中国卫生资源，2007（10）．

［21］刘军民．公共财政下政府卫生支出及管理机制研究［J］．经济研究参考，2005（9）．

［22］刘民权，李晓飞，俞建拖．我国政府卫生支出及其公平性探讨［A］．香港大学中国研究服务中心文库，2008（2）．

［23］刘尚希．基本公共服务均等化［J］．浙江经济，2007（7）．

［24］刘少明．加强科学管理，提高医疗服务质量［A］．陕西省体制改革研究会2004优秀论文集，2004（6）．

［25］Smoke，P．Fiscal Decentralization in developing countries［A］．United Nations Research Institute for Social Development，2001：1-10．

［26］钱颖一．地方分权与财政激励：中国式的财政联邦制［J］．北京大学经济研究中心简报，2001（34）．

［27］宋兰萍，郑晓林．医药卫生体制改革中政府投入问题探析［J］．中国财政，2009（4）．

［28］孙浩翔．从省属公立医院的运行现状浅析我国公立医院改革［J］．现代物业，2009（12）．

[29] 王椿元. 公共财政与和谐社会制度构建 [J]. 财经问题研究, 2007 (10).

[30] 王晓明, 姚永浮. 英国公立医院管理制度改革及启示 [J]. 医院领导决策参考, 2005 (8).

[31] 吴金光. 论财政学的学科基础与课程体系建设 [J]. 湖南财经高等专科学校学报, 2006 (2).

[32] 吴小龙. 湖北省非营利性医院合理补偿机制研究 [J]. 华中科技大学学报, 2005 (10).

[33] 徐媛媛. 医患纠纷与我国政府公共政策的调整 [J]. 理论界, 2010 (8).

[34] 薛伟. 要补偿 先核算 [J]. 中国医院院长, 2010 (2).

[35] 杨力克. 宁波补助公立医院, 确保其公益性质 [N]. 现代金报, 2007-10-13.

[36] 应晓华, 陈文, 等. 基本卫生服务中政府补偿的方式选择 [J]. 中华医院管理杂志, 2008 (2).

[37] 俞卫. 公立医院改革: 公益性、财政补偿和治理模式 [J]. 医院领导决策参考, 2011 (16).

[38] 乐虹, 唐圣春, 陈迎春. 东中西部地区农村卫生发展比较 [J]. 中国卫生经济, 2006 (3).

[39] 张彩云, 王凤军. 医患纠纷的成因分析与构建和谐医患关系的思考 [J]. 临床和实验医学杂志, 2010 (12).

[40] 张积慧. 和谐价值取向推动社会、医院、患者和谐共进 [J]. 现代医院, 2007 (4).

［41］赵祖坤，李琳．公立医院体制改革的现状、原因与优化对策［J］．当代经济，2010（2）.

［42］郑大喜．公立医院管理体制改革的经济学视角［J］．医学与哲学，2005（5）.

［43］郑磊．做好补偿机制改革的前置性工作［N］．健康报，2011-03-04.

［44］钟东波．我国的公立医院体制改革——历程、绩效、原因机制及政策建议［AI］．第 64 次中国改革国际论坛论文集，2008.

［45］朱恒鹏．美国退伍军人医疗系统改革成功的制度环境及对中国的启示［OL］．http：//zhuhengpeng. blog. caixin. com.

［46］湛志伟．对完善公立医院治理结构的思考［J］．中国卫生经济，2012（6）.

［47］湛志伟．完善我国公立医院财政补助政策的思考［J］．中国卫生事业管理，2012（5）.

后　记

2007—2011 年，我从事医疗卫生财政管理工作，有幸深入一线推进公立医院改革，本书就是这段时期的所见、所闻、所思与所悟。由于工作变动，我虽然离开了医药卫生改革领域，但依然关注医改，工作之余，把参与医改实践形成的一些想法提炼整理，见诸笔端，既是对曾经岁月的回顾总结，也希望能对当前医改建言献策，抛砖引玉。感谢一些单位给我提供丰富的实践案例，现在看，虽然时间稍远，但改革举措和数据分析结论依然富有启发。这些丰富的实践活动，蕴藏着破解医改难题的思路和智慧。

本书提出的公立医院财政补助经济社会影响因素分析框架，是笔者的创新，也是对曾经面对的现实问题的理论思考和回答。站在医改一线的那些年，经常有人对我说，推进公立医院改革，首先要加大财政投入，“给钱就改，不给钱就没法改”。在他们看来，公立医院改革就等同于单纯地增加财政投入。抱这种看法的人当年还不在少数。财政真不是吝啬钱，而是要花钱买机制。所以，我在本书中提出在更广阔的视野中认识公立医院财政补助，通过四方联动以及公立医院综合改革，完善公立医院财政补助政策，纠正实践中存在的对公立医院财政补助的片面看法。

时间紧迫，精力有限，我在本书的多处分析，未曾深入就戛然而止，倍感遗憾，只能留给后来的同路人去挖掘吧。感谢我医改路上的领路人与战友，医改岁月，我们经常通宵达旦地工作。本书引用了大量的国内外文献，在此向这些文献的作者表示感谢。

感谢我的夫人石坚女士，她在繁忙的警务工作之余还要承担繁重的家务，让我全身心地投入工作；儿子湛永杰的勤奋好学也带给我幸福与快乐。